Die Bände der Reihe „Vorklinik Finale“

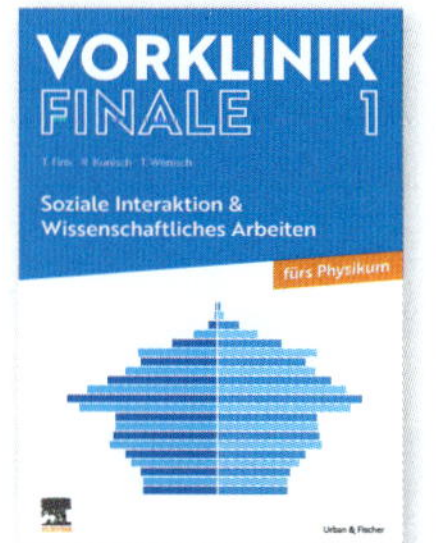

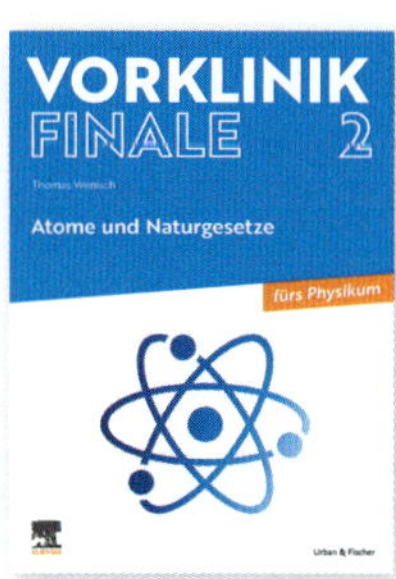

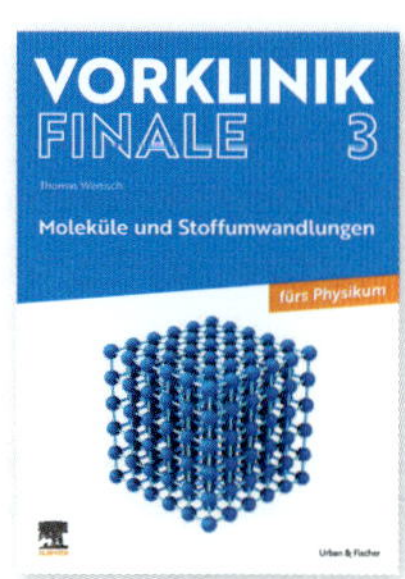

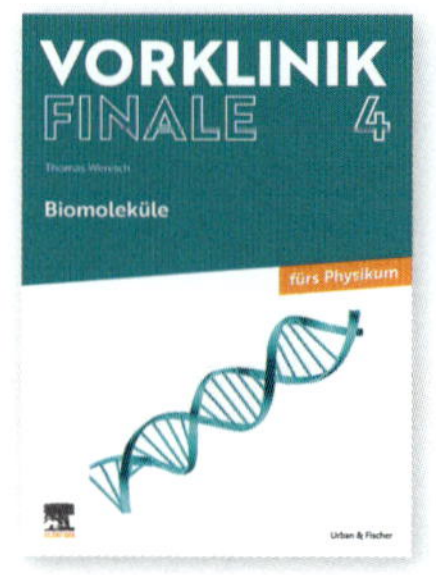

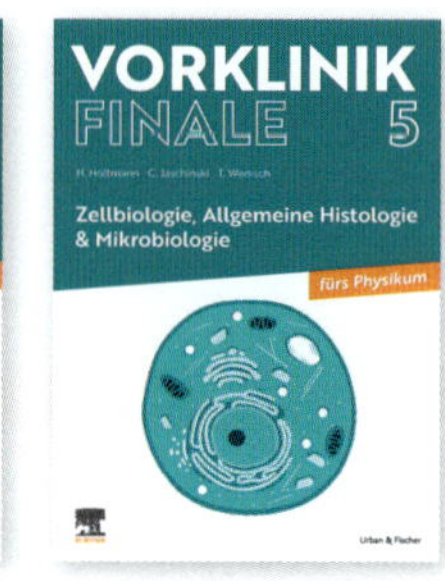

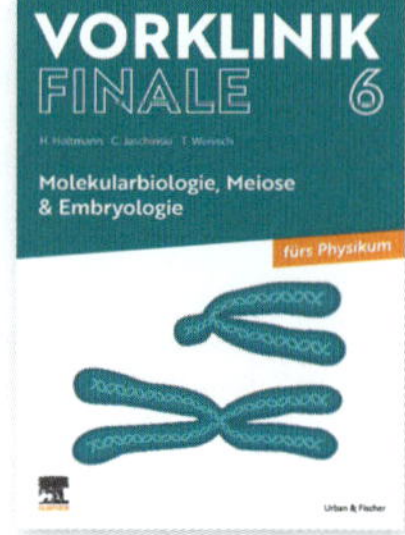

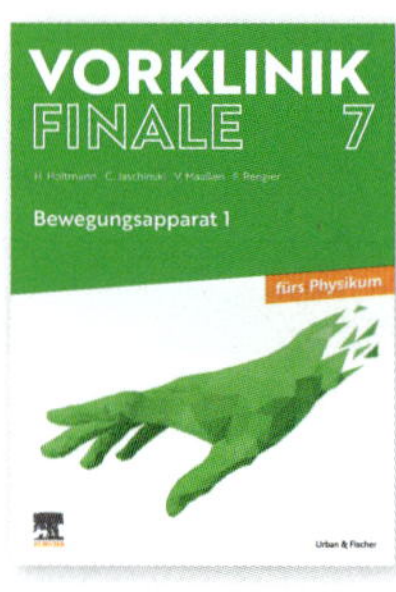

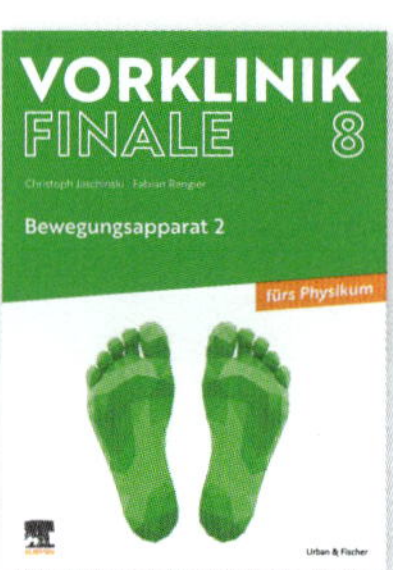

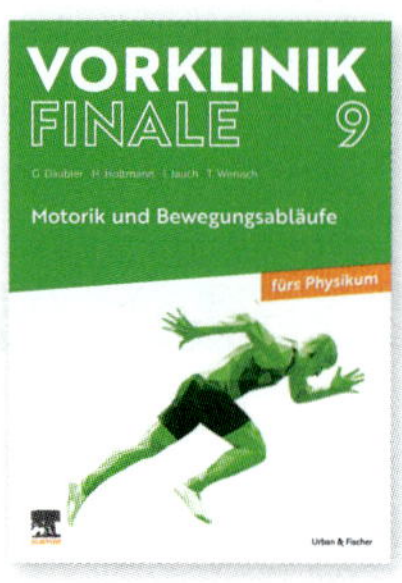

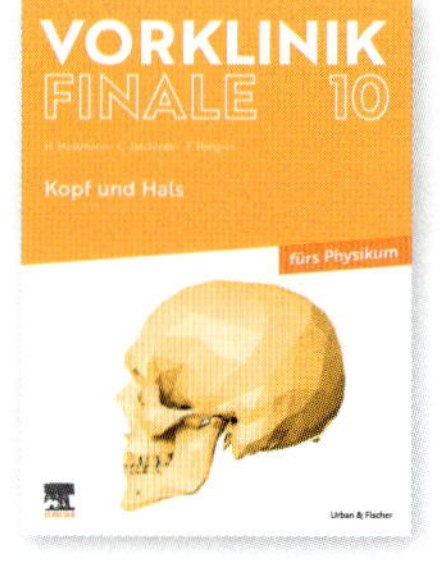

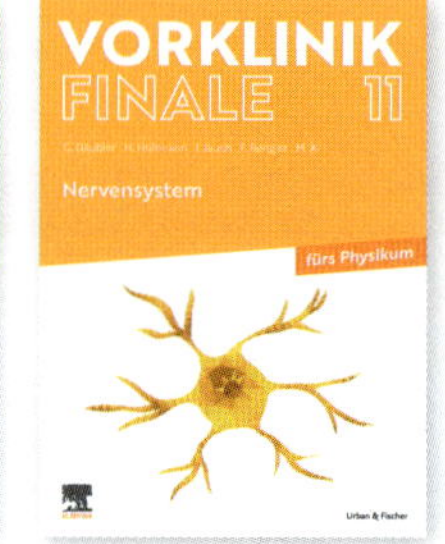

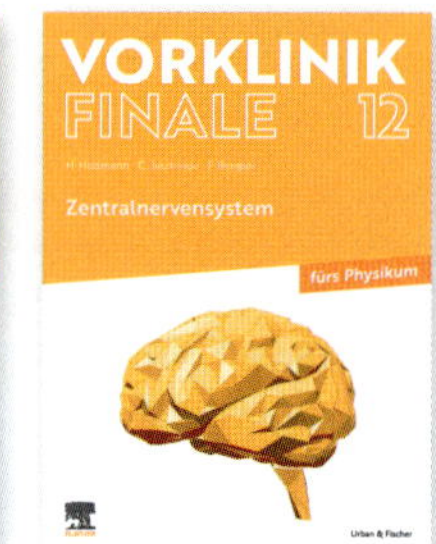

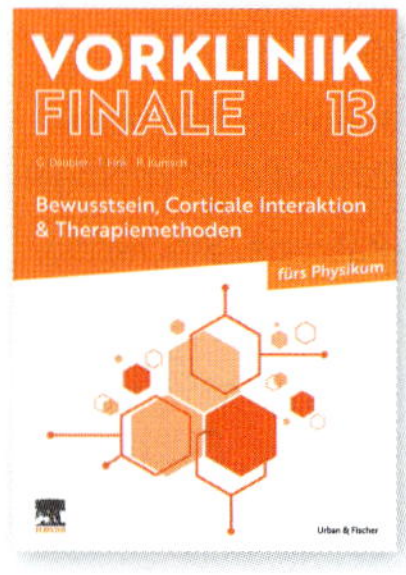

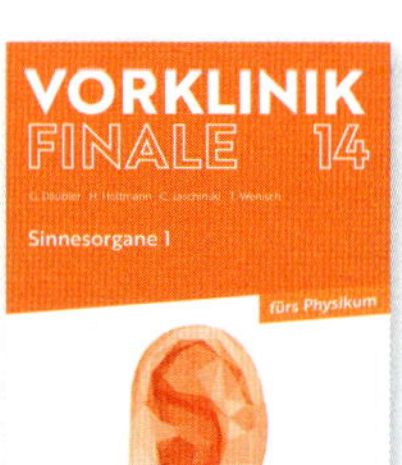

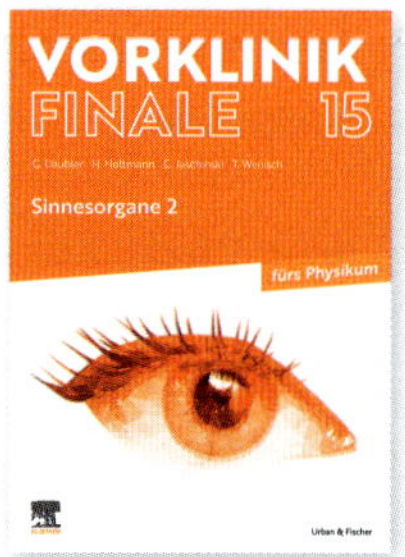

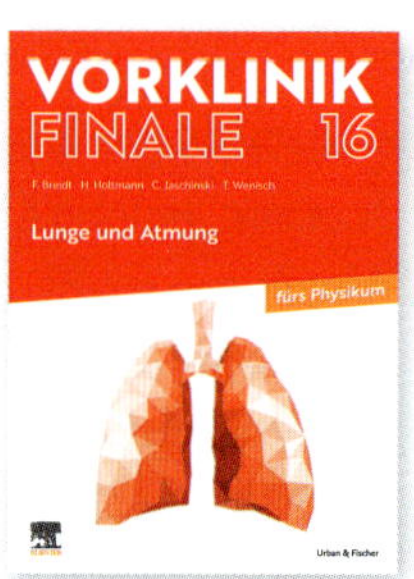

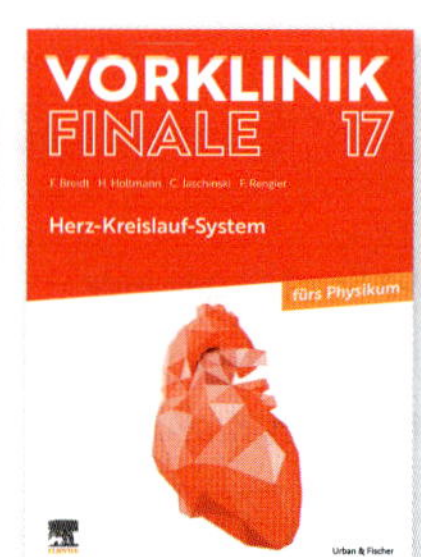

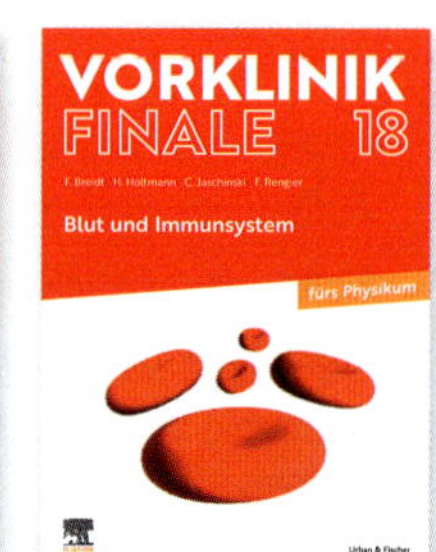

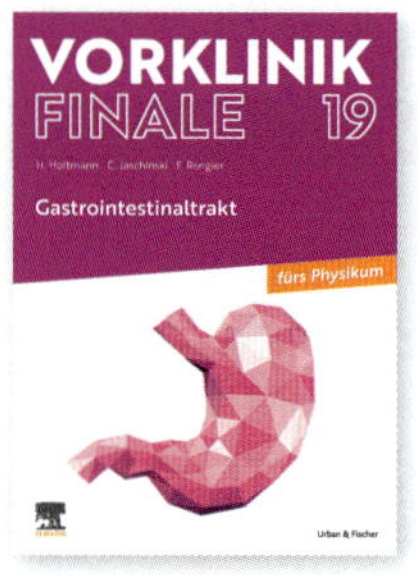

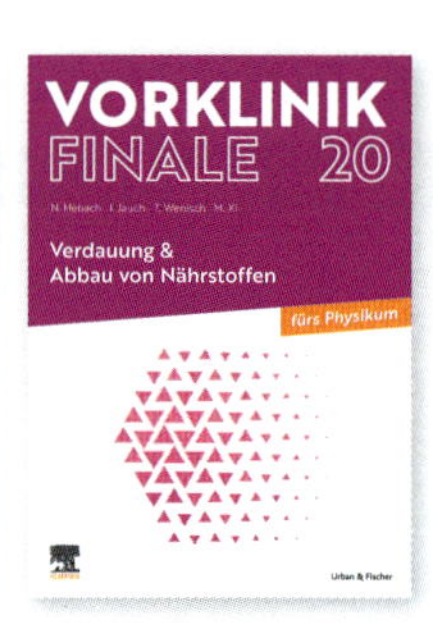

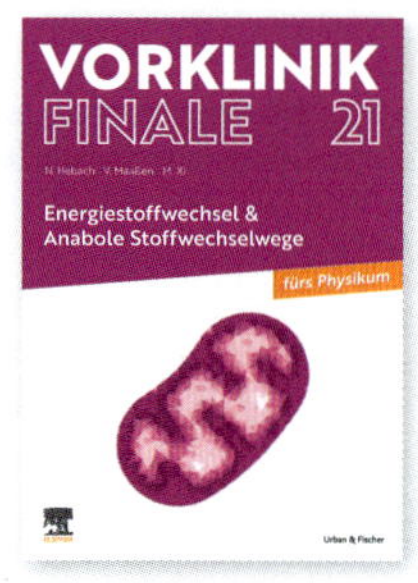

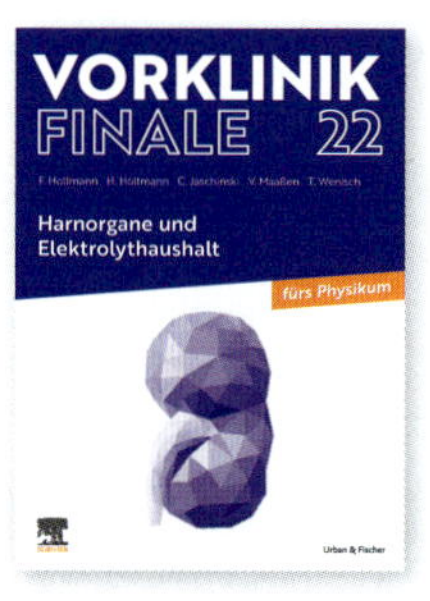

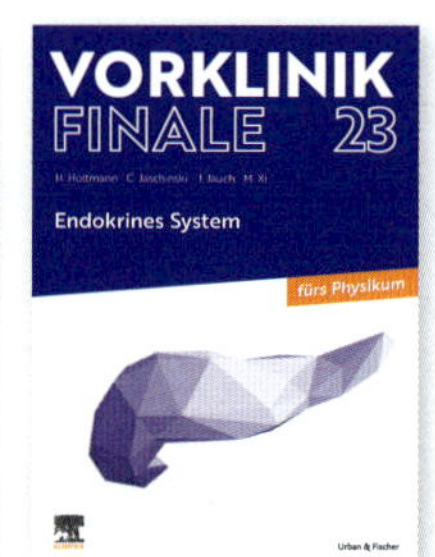

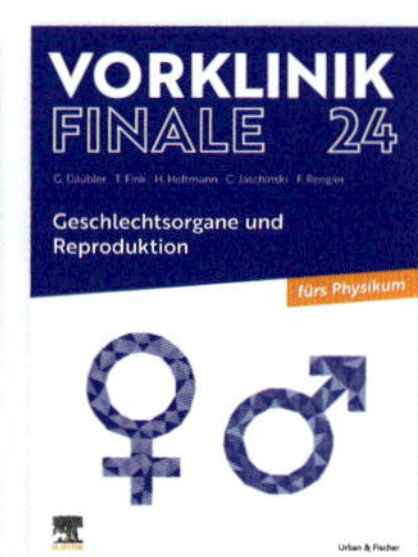

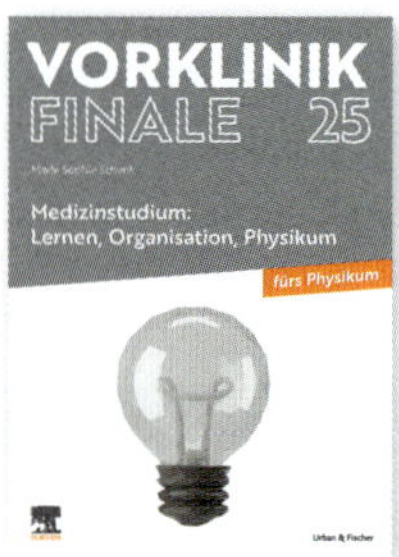

20230201d
Irrtümer vorbehalten. Stand 02/2023

Henrik Holtmann, Christoph Jaschinski, Thomas Wenisch

Vorklinik Finale 5

Zellbiologie, Allgemeine Histologie & Mikrobiologie

1. Auflage

Unter Verwendung von Inhalten von:
Björn Jacobi

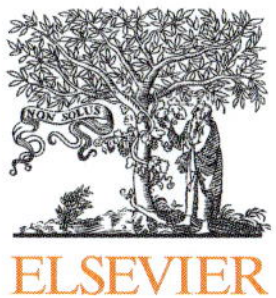

Elsevier GmbH, Bernhard-Wicki-Str. 5, 80636 München, Deutschland
Wir freuen uns über Ihr Feedback und Ihre Anregungen an kundendienst@elsevier.com

ISBN 978-3-437-44250-6
eISBN 978-3-437-06338-1

1. Auflage 2023

Wichtiger Hinweis
Die medizinischen Wissenschaften unterliegen einem sehr schnellen Wissenszuwachs. Der stetige Wandel von Methoden, Wirkstoffen und Erkenntnissen ist allen an diesem Werk Beteiligten bewusst. Sowohl der Verlag als auch die Autorinnen und Autoren und alle, die an der Entstehung dieses Werkes beteiligt waren, haben große Sorgfalt darauf verwandt, dass die Angaben zu Methoden, Anweisungen, Produkten, Anwendungen oder Konzepten dem aktuellen Wissensstand zum Zeitpunkt der Fertigstellung des Werkes entsprechen.
Der Verlag kann jedoch keine Gewähr für Angaben zu Dosierung und Applikationsformen übernehmen. Es sollte stets eine unabhängige und sorgfältige Überprüfung von Diagnosen und Arzneimitteldosierungen sowie möglicher Kontraindikationen erfolgen. Jede Dosierung oder Applikation liegt in der Verantwortung der Anwenderin oder des Anwenders. Die Elsevier GmbH, die Autorinnen und Autoren und alle, die an der Entstehung des Werkes mitgewirkt haben, können keinerlei Haftung in Bezug auf jegliche Verletzung und/oder Schäden an Personen oder Eigentum, im Rahmen von Produkthaftung, Fahrlässigkeit oder anderweitig übernehmen.

Für die Vollständigkeit und Auswahl der aufgeführten Medikamente übernimmt der Verlag keine Gewähr.
Geschützte Warennamen (Warenzeichen) werden in der Regel besonders kenntlich gemacht (®). Aus dem Fehlen eines solchen Hinweises kann jedoch nicht automatisch geschlossen werden, dass es sich um einen freien Warennamen handelt.

Bibliografische Information der Deutschen Nationalbibliothek
Die Deutsche Nationalbibliothek verzeichnet diese Publikation in der Deutschen Nationalbibliografie; detaillierte bibliografische Daten sind im Internet über https://www.dnb.de abrufbar.

23 24 25 26 27 5 4 3 2 1

In ihren Veröffentlichungen verfolgt die Elsevier GmbH das Ziel, genderneutrale Formulierungen für Personengruppen zu verwenden. Um jedoch den Textfluss nicht zu stören sowie die gestalterische Freiheit nicht einzuschränken, wurden bisweilen Kompromisse eingegangen. Selbstverständlich sind **immer alle Geschlechter** gemeint.

Planung: Susanne Szczepanek
Projektmanagement: Elisabeth Märtz
Redaktion, Abbildungsmanagement: Heike Siebert/Michael Kraft, mimo-booxx|textwerk. – Büro für Verlagsdienstleistungen, Augsburg
„Jetzt bist du dran!"-Seiten: Sabrina Burdorf, Miriam Kirschhock, Merle Sophie Schenk
Rechteklärung: Ramona Mühlbauer, Lisa Neulinger
Herstellung: Hildegard Graf, Germering
Satz: abavo GmbH, Buchloe
Druck und Bindung: Drukarnia Dimograf Sp. z o. o., Bielsko-Biała/Polen
Umschlaggestaltung: SpieszDesign, Neu-Ulm
Titelfotografie: © achiichiii – stock.adobe.com

Aktuelle Informationen finden Sie im Internet unter **www.elsevier.de**

Herzlich willkommen bei Vorklinik Finale!

Hier findest du alle Inhalte, die du für das Physikum brauchst!

Egal ob du am Beginn des Medizinstudiums stehst oder schon kurz vor dem Physikum, ob du in einem Regel- oder Reformstudiengang studierst – Vorklinik Finale unterstützt dich beim effizienten Lernen und Überblick gewinnen!

Gliederung nach Organen:

Durch die Gliederung nach Organen bzw. Organsystemen stehen hier die Inhalte zusammen, die zusammengehören: Die Biochemie, Physiologie und Histologie der Muskeltypen – alles in einem Kapitel. Physik/Optik, Anatomie der Augen und Physiologie des Sehens – direkt aufeinander folgend. Das hat mehrere **Vorteile:**

- Zum einen wird viel deutlicher, warum du naturwissenschaftliche Grundlagen lernst.
- Zum anderen bereitet dich diese Darstellung optimal auf den klinischen Abschnitt und die ärztliche Tätigkeit vor.
- Und außerdem: Bei der Darstellung nach Fächern werden viele Inhalte doppelt dargestellt, damit die Inhalte einem logischen Aufbau folgen. Im Vorklinik Finale sind diese Inhalte bereits zusammengefasst, das erleichtert dir das Lernen! Selbstverständlich sind **alle** relevanten Inhalte der Fächer enthalten.

Das steckt drin:

Vorklinik Finale erläutert dir von Heft 1 bis Heft 6 wichtige Grundlagen – diese lassen sich keinem Organsystem zuordnen, da musst du leider durch! – und führt dich von Heft 7 bis Heft 24 einmal durch alle Organsysteme. **Heft 25 gibt dir wertvolle Tipps zum Lernen im vorklinischen Abschnitt und zur Vorbereitung auf das Physikum.** Schau doch mal rein!

Du kannst die Hefte auf unterschiedliche Art nutzen:

- Während des vorklinischen Abschnitts, um dir einen Überblick über den gesamten Lernstoff zu verschaffen und Inhalte einzuordnen.
- Während des vorklinischen Abschnitts, um schnell zu sehen, wie Inhalte aus den einzelnen Fächern bei einem bestimmten Organsystem zusammenkommen.
- Und natürlich zur Vorbereitung auf das Physikum.

Alles drin und Überblick garantiert!

Ganz vorne und ganz hinten im Heft findest du jeweils eine Gesamtübersicht, einmal nach Organen und einmal nach Fächern.

Wir wünschen dir viel Freude und Erfolg im Medizinstudium!

So nutzt du die Vorklinik-Finale-Hefte

Navigation

Du siehst am Anfang jedes Kapitels und Teilkapitels, welche Fächer enthalten sind:

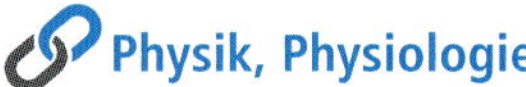

Wie bereits erwähnt, gibt es ganz vorne und ganz hinten im Heft jeweils eine **Gesamtübersicht,** einmal nach Organen und einmal nach Fächern.

Diese Markierungen weisen auf wichtige Inhalte hin

MERKE
Hier erhältst du wichtige Tipps und Hinweise.

KLINIK
Hier findest du relevante klinische Inhalte.

FOKUS
Hier stehen klinische Inhalte aus dem Fokuserkrankungs-Netzwerk gemäß Entwurf des neuen NKLM. Sie wurden damit als besonders wichtig für den vorklinischen Abschnitt definiert, und wir empfehlen, sie besonders aufmerksam anzusehen!

Besonders prüfungsrelevante Inhalte sind gelb hinterlegt.

Aktives Lernen und Überblick behalten

CHECK-UP
Am Ende jedes Teilkapitels stehen einige Verständnisfragen zum Selbstcheck. Das vermeidet ein „Gelesen, aber nicht gelernt".

Jetzt bist du dran!

Überblick gewinnen

Diese Kästen findest du am Ende jedes Teilkapitels. Sie erinnern dich daran, dass du dir die Inhalte kurz zusammenfasst, so dass du dir Schritt für Schritt Überblick verschaffst. Die Stichwörter werden am Ende des Kapitels weiterverwendet (siehe unten).

Jetzt bist du dran!

Am Ende jedes Kapitels haben wir dir diese Seite zur Bearbeitung vorbereitet. Sie schlägt dir verschiedene Aufgaben vor, wie du den Inhalt noch einmal aktiv wiederholen kannst.

Zeichenaufgabe / Anregungen zur weiteren Wiederholung

Studierende höherer Semester geben euch Tipps, wie ihr wichtige Inhalte aktiv zu Papier bringt. Ideal zum Wiederholen, allein und in Lerngruppen, auch zur mündlichen Vorbereitung.

Überblick gewinnen

Du hast ja bereits am Ende jedes Unterkapitels einige Stichwörter notiert. Hier kannst du daraus eine Mindmap oder Liste erstellen und damit aktiv Überblick gewinnen.

Abbildungsnachweis

Der Verweis auf die jeweilige Abbildungsquelle befindet sich bei allen Abbildungen im Werk am Ende des Legendentextes in eckigen Klammern.

E350	Odze R D, Goldblum J R. Surgical Pathology of the GI Tract, Liver, Biliary Tract and Pancreas. Elsevier Saunders, 2. A. 2009
L106	Henriette Rintelen, Velbert
L107	Michael Budowick, Atlanta, USA
L253	Dr. Wolfgang Zettlmeier, Barbing
V492	abavo GmbH, Buchloe

Fehler gefunden?

An unsere Inhalte haben wir sehr hohe Ansprüche. Trotz aller Sorgfalt kann es jedoch passieren, dass sich ein Fehler einschleicht oder fachlich-inhaltliche Aktualisierungen notwendig geworden sind. Sobald ein relevanter Fehler entdeckt wird, stellen wir eine Korrektur zur Verfügung. Mit diesem QR-Code gelingt der schnelle Zugriff.

https://else4.de/978-3-437-44250-6

Wir sind dankbar für jeden Hinweis, der uns hilft, dieses Werk zu verbessern. Bitte richten Sie Ihre Anregungen, Lob und Kritik an folgende E-Mail-Adresse: kundendienst@elsevier.com

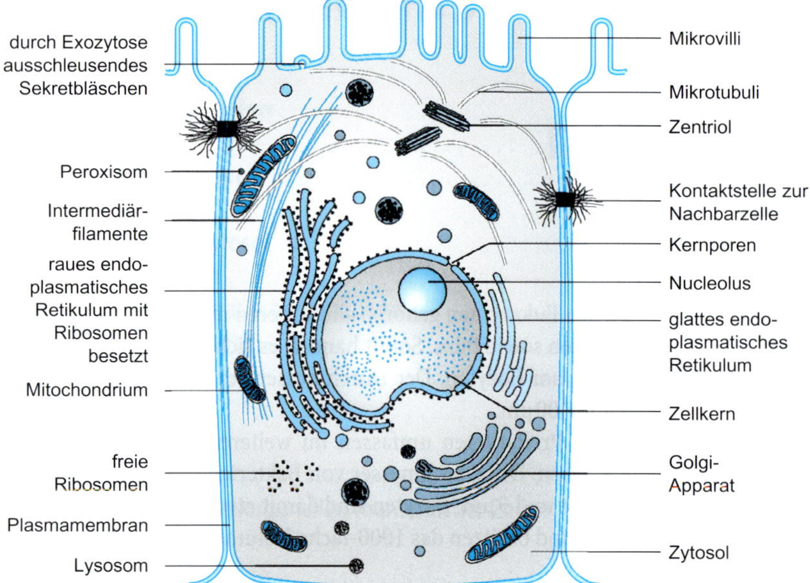

Abb. 1.1 Die Eukaryotenzelle [L253]

1.1.2 Strukturelemente der Zelle

Die Zelle wird durch eine **Zellmembran** umhüllt, die den Zellleib, das sog. **Zytosom,** gegen die äußere Umgebung abgrenzt. Die Zellmembran ist selektiv für einzelne Stoffe durchlässig und ermöglicht somit den ständigen Stoffaustausch zwischen der Zelle und ihrer Umgebung.

Der Bereich zwischen der Zellmembran und dem Zellkern wird vom Zytoplasma ausgefüllt. Das Verhältnis der Volumina von Zellkern und Zytoplasma wird als **Kern-Plasma-Relation** bezeichnet. Die Kern-Plasma-Relation ist abhängig vom jeweiligen Zelltyp, sie liegt meist zwischen 1 : 7 und 1 : 10.

Das Zytoplasma enthält weitere Strukturelemente, die Organellen genannt werden. Sie erfüllen spezielle Funktionen. Systeme von Membranen grenzen einzelne Kompartimente des Zytoplasmas gegeneinander ab, sodass verschiedene Stoffwechselprozesse gleichzeitig ablaufen können.

In der Zytologie ist folgende Nomenklatur üblich: Der Zellleib, das Zytosom, ohne äußere Membran und unter Ausschluss extrazellulärer Produkte wie Knochen oder Knorpelsubstanz wird **Protoblast** genannt. Wird daraus der Zellkern entfernt, bleibt das **Zytoplasma** übrig, das noch die Zellorganellen enthält. Ohne die Zellorganellen verbleibt als Grundsubstanz das **Zytosol.**
Die Strukturelemente der Zelle lassen sich einteilen in:

- Zellkern
- Membranöse Organellen
  - Zellmembran
  - Endoplasmatisches Retikulum
  - Mitochondrien
  - Lysosomen
  - Peroxisomen
  - Golgi-Apparat
- Nichtmembranöse Organellen
  - Ribosomen
  - Mikrofilamente
  - Mikrotubuli
  - Zentriolen
- Fakultative Organellen
  - Zilien
  - Geißeln (Flagellen)

CHECK-UP

- Worin unterscheiden sich Prozyten und Euzyten?
- Was besagt die Endosymbiontentheorie?
- Erkläre die Begriffe Protoblast, Zytoplasma und Zytosol.
- In welche Klassen lassen sich die Strukturelemente einer Zelle einteilen?

Jetzt bist du dran!

Überblick gewinnen

Notiere dir ca. 5 Stichwörter aus diesem Unterkapitel.

1.2 Die Zellmembran

Thomas Wenisch

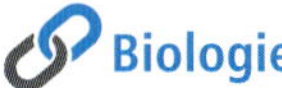 Biologie

1.2.1 Aufbau

Die Zellmembran (Plasmamembran, Plasmalemma) grenzt die Zelle nach außen ab. Sie ist eine selektive Barriere, die die Zelle schützt, die Ausbildung eines Ionengradienten zwischen dem Intra- und Extrazellularraum ermöglicht sowie die Aufnahme von Nährstoffen und Abgabe von Stoffwechselprodukten erlaubt.

MERKE

Die Grundstruktur der Zellmembran bildet eine Doppelschicht aus amphipathischen Lipidmolekülen, den **Phospholipiden** und **Glykolipiden.**

Den Hauptanteil bilden die **Phospholipide.** Ihr Verhalten ist amphipathisch. Sie besitzen eine hydrophile Kopfgruppe, bestehend aus Phosphat und Cholin, und zwei hydrophobe, durch Kohlenwasserstoffketten gebildete Schwänze.

In wässrigem Milieu lagern sich die Phospolipide mit einander zugewandten hydrophoben Schwänzen zu einer Doppelschicht zusammen (➤ Abb. 1.2). Die hydrophilen Kopfregionen zeigen zu beiden Seiten in das wässrige Milieu. Die Dicke dieses Bilayers beträgt etwa 6–10 nm.

Eingelagert in die Membran sind **Glykolipide,** bestehend aus Fettsäureketten und hydrophilen Oligosaccharidketten mit 1–15 Zuckern.

MERKE

Die Zellmembran ist asymmetrisch aufgebaut: Die Glykolipide sind nur in die äußere Schicht der Membran eingelagert und die Zuckerstrukturen sind immer zur Außenseite der Zelle gerichtet.

Die Moleküle der Plasmamembran sind gegeneinander verschiebblich. Die Membran verhält sich ähnlich wie eine zähe Flüssigkeit. Dies wird mit dem Begriff **Fluid-Mosaic-Model** beschrieben.

In die Plasmamembran sind **Membranproteine** eingelagert, die in die Membran eintauchen oder sie ganz durchringen können. Die Membranproteine sind innerhalb der Membran verschiebbar. Auf der extrazellulären Seite sind die Membranproteine häufig glykolysiert.

Membranen eukaryotischer Zellen enthalten einen hohen Anteil an **Cholesterin.** Die zwischen die Phospholipidmoleküle eingelagerten Cholesterinmoleküle sind für die Stabilisierung der Membranfluidität verantwortlich.

Die Membranlipide und -proteine werden im **endoplasmatischen Retikulum** synthetisiert und im **Golgi-Apparat** modifiziert.

1.2.2 Glykokalix

Die Glykokalix bildet eine Schicht verschiedener Polysaccharide, die die Außenseite der Zelle überzieht (➤ Abb. 1.3). Sie ist art- und zellspezifisch.

Die Bestandeile der Glykokalix wirken als Antigene. Ein Beispiel für die Zellerkennung aufgrund der Merkmale der Glykokalix sind die Blutgruppenantigene.

1.2.3 Membranproteine

Spezielle Aufgaben der Zellmembran werden durch die darin eingelagerten Proteine bestimmt (➤ Abb. 1.3). **Periphere Proteine** lagern sich an der Innen- oder Außenseite der Membran meist an andere Membranproteine an. **Integrale Proteine,** die in die Membran eingelagert sind, besitzen hydrophobe Bereiche, mit denen sie in die Membran eintauchen und hydrophile Regionen, die an einer oder zu beiden Seiten aus der Membran herausragen.

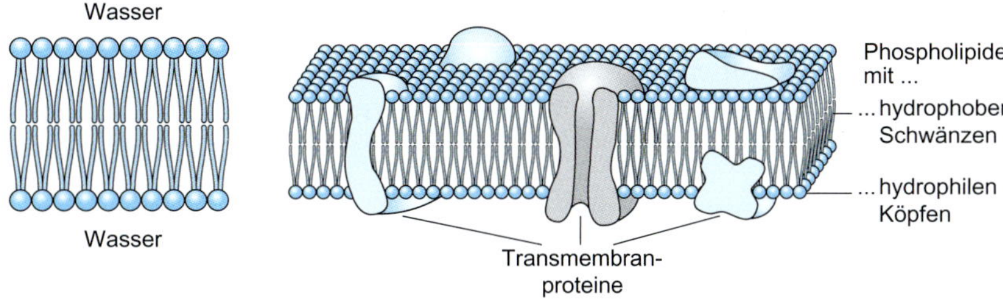

Abb. 1.2 Künstliche Lipiddoppelschicht (li.) und das Fluid-Mosaic-Model einer Biomembran mit in die Doppelschicht eingelagerten Membranproteinen (re.) [L253]

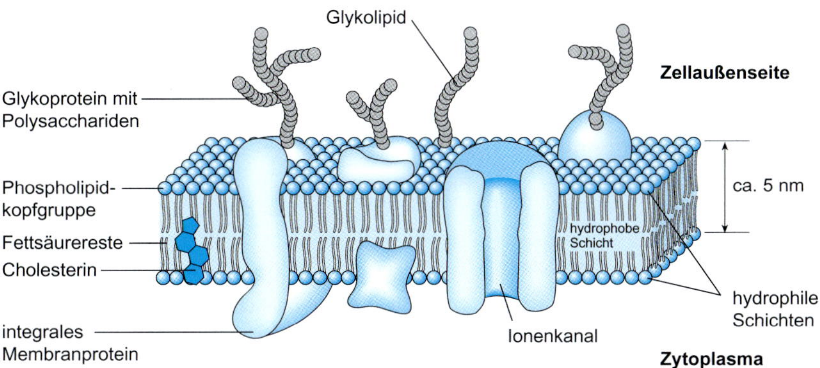

Abb. 1.3 Feinstruktur der Plasmamembran einer tierischen Zelle [L106]

Funktionen der Membranproteine sind:

- **Verbindung** zu Zytoskelett und extrazellulärer Matrix.
- **Transport:** Ein Transmembranprotein kann einen hydrophilen Kanal durch die Membran bilden. Der Kanal ist selektiv für bestimmte Substanzen durchlässig.
- **Enzymaktivität:** Membranproteine können als Enzyme fungieren. Das aktive Zentrum des Proteins ist zum benachbarten wässrigen Milieu hin gerichtet. Häufig fungieren unterschiedliche, nahe beieinanderliegende Membranenzyme als Multienzymkomplex, der mehrere aufeinanderfolgende Schritte eines Stoffwechselwegs katalysiert.
- **Signalübertragung:** Einige Proteine fungieren als ligandenabhängige Rezeptoren, z. B. für Hormone.
- **Zellerkennung:** Glykoproteine dienen als spezifische Merkmale, die von anderen Zellen erkannt werden.
- **Zellverbindung:** Verbindungen der Membranproteine benachbarter Zelle stellen verschiedene Arten von Zellkontakten her.

1.2.4 Membrankontakte

In mehrzelligen Organismen verbinden sich Zellen zu größeren funktionsfähigen Komplexen. Es werden die in ➤ Abb. 1.4 schematisch dargestellten Zellverbindungen unterschieden:

- **Tight Junction** dienen zur Abdichtung der Zellen des Epithelgewebes.
- **Gap Junction** ermöglichen über kleine Kanäle interzelluläre Kommunikation.
- **Desmosomen** stellen eine punktförmige Haftverbindung zwischen Zellen dar.

Intrazellulärer Spalt Normalerweise sind die Zellen eines Gewebeverbands durch einen etwa 10–20 nm breiten interzellulären Spalt voneinander getrennt.

Zonula adhaerens Als Zonula adhaerens wird ein Bereich bezeichnet, in dem die Zellen über eine klebstoffartige Wirkung der interzellulären Substanz mechanisch fest miteinander verbunden sind, aber trotzdem ein kleiner interzellulärer Spalt verbleibt.

Tight Junction Tight Junctions (Zonulae occludentes, Verschlusskontakt) sind gürtelförmige Nähte um die Zelle, an denen die Membranen benachbarter Zellen sozusagen „verschmelzen". Epithelzellen von Dünndarm, Blase, Niere und der Gehirngefäße sind auf diese Weise miteinander verbunden. Die Abdichtung verhindert, dass Extrazellulärflüssigkeit zwischen den Zellen hindurch an die Oberfläche des Epithels austritt. Tight Junctions werden durch Transmembranproteine wie **Claudine** oder **Occulin** gebildet.

Gap Junction Gap Junctions (Nexus, Kommunikationskontakt) koppeln die Zellen elektrisch und metabolisch. Durch die direkte Kommunikation werden Signale zwischen den Zellen besonders schnell übertragen. Das Membranprotein **Connexin** bildet einen innen hohlen, transmembranen Zylinder. Diese röhrenförmigen Poren erlauben den Durchtritt von Salzen, Zuckern, Aminosäuren und anderen kleinen Molekülen bis zu einem Molekulargewicht von etwa 2000 Dalton.

Desmosomen Desmosomen (Maculae adhaerens) sind punktförmige Haftverbindungen in Geweben, die stärkerer mechanischer Beanspruchung ausgesetzt sind. Der Interzellularspalt ist an diesen Stellen mit 25 nm etwas verbreitert und die Zellmembran beinhaltet transmembranöse Proteine: **Desmogleine** und **Desmocilline.** An den Desmosomen sind mittels des Proteins **Desmoplakin** Intermediärfilamente aus Keratin verankert, die eine Verbindung zum Zytoskelett herstellen.

Hemidesmosomen Hemidesmosomen haben die äußere Form eines halben Desmosoms, sie sind aber aus anderen Proteinen aufgebaut. Hemidesmosomen heften die Zellen an eine extrazelluläre Matrix, z. B. die Zellen eines Epithels an die Basalmembran.

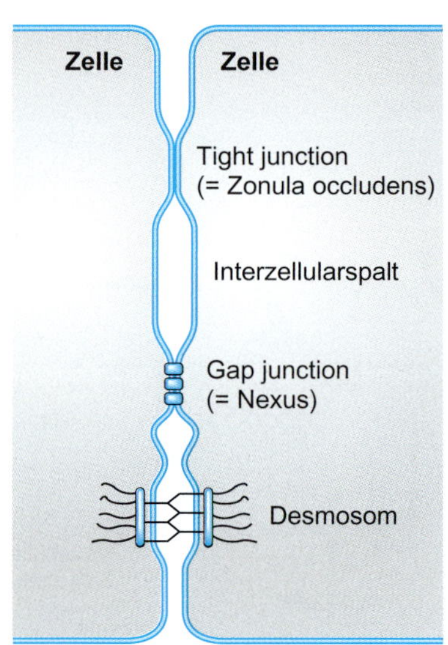

Abb. 1.4 Zell-Zell-Kontakte tierischer Zellen: Tight Junction, Gap Junction und Desmosom [L253]

1.2.5 Transportmechanismen

Bei der **Diffusion** durchdringen Moleküle die Zellmembran entlang eines Konzentrationsgefälles. Die Lipiddoppelschicht der Zellmembran ist durchlässig für kleine ungeladene Moleküle wie H_2O oder CO_2, aber auch für hydrophobe fettlösliche Moleküle, z. B. Steroidhormone.

Bei der **gerichteten Diffusion** sind die Moleküle an einen Carrier gebunden und werden zusammen mit diesem durch die Membran transportiert. Dieser Vorgang tritt in der Zelle mit oder ohne ATP-Verbrauch auf.

Für geladene Moleküle oder Makromoleküle ist die Zellmembran dagegen undurchlässig. Hier sind für den Transport spezielle **Membrantransportproteine** notwendig:

- Im einfachsten Fall bildet ein Kanalprotein eine Art Tunnel.
- Carrier-Moleküle binden Ionen oder Moleküle und transportieren sie durch die Membran.

Passiver Transport Beim passiven Transport diffundieren niedermolekulare Verbindungen wie Zucker und Aminosäuren ohne Energieverbrauch durch einen Transportkanal.

Aktiver Transport Der aktive Transport erfolgt gegen einen Konzentrationsgradienten und erfordert daher Energie. Die notwendige Energie wird durch Hydrolyse von ATP oder auch durch Co-Transport entlang eines Gradienten gewonnen. Beispiel für den aktiven Transport ist die Na^+/K^+-Pumpe. Die Energie der ATP-Hydrolyse wird benutzt, um Na^+ gegen das Konzentrationsgefälle aus der Zelle heraus- und K^+ hineinzubefördern.

CHECK-UP

- Beschreibe den Aufbau der Zellmembran.
- Was beschreibt das Fluid-Mosaic-Model?
- Was ist die Glykokalix?
- Welche Funktionen erfüllen die Membranproteine?
- Welche Arten von Zell-Zell-Kontakten kennst du? Welche Funktionen erfüllen sie und wie sind die Kontaktstellen aufgebaut?
- Welche Transportmechanismen kennst du?

Jetzt bist du dran!

Überblick gewinnen

Notiere dir ca. 5 Stichwörter aus diesem Unterkapitel.

1.3 Der Zellkern

Thomas Wenisch

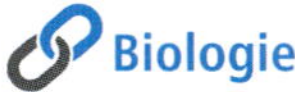

1.3.1 Lokalisation und Funktion

MERKE

Im **Nucleus** (Zellkern, ➤ Abb. 1.5) befindet sich die genetische Information der Zelle. Dort ist die Hauptmenge der DNA lokalisiert. Außerhalb des Zellkerns ist DNA nur noch in den Mitochondrien, bei Pflanzen in den Chloroplasten zu finden.
Im Zellkern finden die Replikation und die Transkription der DNA statt.

Der Durchmesser des Zellkerns der Eukaryontenzelle beträgt etwa 5 µm. In der Regel hat jede Zelle einen Zellkern. Eine Ausnahme bilden die reifen Erythrozyten, die keinen Zellkern mehr aufweisen. Einige Zellen sind mehrkernig, das betrifft Leberzellen, manche Nervenzellen sowie die Fasern der Skelettmuskulatur und die knochenabbauenden Osteoklasten. Durch Fusion von Einzelzellen entstandene mehrkernige Einheiten werden als **Synzytium** bezeichnet.

Der Inhalt des Zellkerns wird als **Karyoplasma** bezeichnet. Das Kerninnere ist vom Zytoplasma durch eine **Kernhülle** getrennt.

1.3.2 Die Kernhülle

Die Kernhülle ist eine Doppelmembran. Jede Membran besteht aus einer Lipiddoppelschicht mit darin eingelagerten Proteinen. Die äußere Kernmembran geht in das Membransystem des endo-

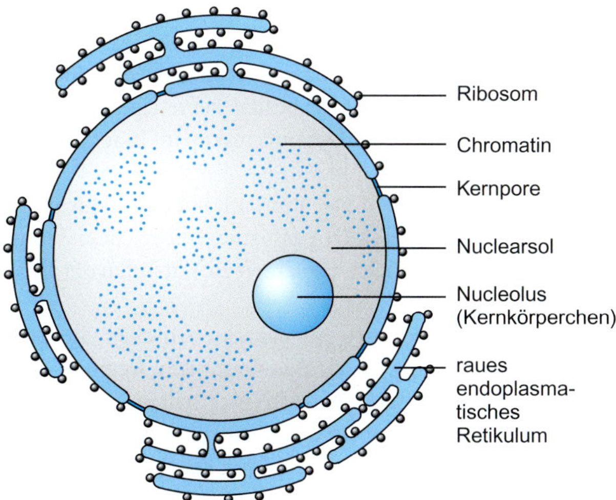

Abb. 1.5 Der Zellkern mit dem endoplasmatischen Retikulum [L253]

plasmatischen Retikulums (ER) über. Sie ist wie die Membran des rauen endoplasmatischen Retikulums (rER) mit Ribosomen besetzt.

Der Raum zwischen beiden Membranen der Kernhülle beträgt etwa 20–40 nm. Er wird als **Perinuklearzisterne** bezeichnet und steht direkt mit den Hohlräumen des endoplasmatischen Retikulums in Verbindung.

Die Kernhülle weist **Kernporen** mit einem Durchmesser von etwa 100 nm auf. Die Kernporen werden von Proteinkomplexen gebildet. Innere und äußere Kernmembran gehen an den Rändern der Kernporen ineinander über. Der Durchmesser der zentralen Pore beträgt etwa 40 nm. Die Innenseite der Kernhülle ist von der **Kernlamina,** einem netzartigen Geflecht von Proteinfasern bedeckt.

Über die Poren der Kernhülle können kleine wasserlösliche Moleküle zwischen Zytoplasma und dem Karyoplasma diffundieren. Für Makromoleküle existieren selektive, aktive Transportmechanismen.

Die Proteine des Karyoplasmas stammen alle aus dem Zytoplasma. Die direkte Verbindung zwischen dem Kern und den Kanälen des endoplasmatischen Retikulums ermöglicht den schnellen Transport von am ER synthetisierten Proteinen in den Kern. Enzyme zur Nukleinbiosynthese wie DNA- und RNA-Polymerasen sowie Histone zur Strukturierung neusynthetisierter DNA werden in den Kern transportiert. Aus dem Kern heraus werden RNA und neugebildete Ribosomenuntereinheiten transportiert.

MERKE

Die Kernhülle trennt die aufeinanderfolgenden Prozesse Transkription und Translation der Proteinbiosynthese räumlich voneinander. Diese Trennung ermöglicht eine posttranskriptionelle Modifizierung der angefertigten RNA.

Kernlokalisationssignale Kernlokalisationssignale sind Aminosäuresequenzen in Proteinen, die den aktiven Transport des Proteins in den Zellkern vermitteln. Modifikationen dieser Kernlokalisationssignale, etwa durch Phosphorylierung, können den aktiven Kerntransport unterbinden. Die Proteine verbleiben dann im Zytoplasma, wo sie unter Umständen andere Funktionen ausüben. Durch die unterschiedliche Lokalisationen und Funktionen einiger Proteine findet eine Signalübermittlung zwischen Zytoplasma und dem Zellkern statt.

1.3.3 Der Nucleolus

Der Nucleolus (Kernkörperchen) ist ein Bereich im Zellkern, der große DNA-Schleifen enthält. Er besitzt keine eigene Membranhülle. Nach Färbung ist er im Lichtmikroskop im Inneren des Zellkerns erkennbar.

Im Nucleolus wird ribosomale RNA mit hoher Geschwindigkeit transkribiert. Die gebildete rRNA assoziiert mit aus dem Zytoplasma kommenden ribosomalen Proteinen zu Vorstufen der Ribosomen-Untereinheiten.

Der Nucleolus bildet sich an charakteristischen Stellen der Chromosomen, den sog. **Nucleolus Organizer Regions** (NOR), die Cluster von Genen ribosomaler RNA enthalten.

Es können, abhängig von der Organismenart und dem Entwicklungsstadium der Zelle, mehrere Nucleoli existieren. Die Nucleoli werden während der Zellteilung aufgelöst und danach wieder neu gebildet. In der Mitose sind die Nucleolus Organizer Regions als sekundäre Einschnürungen an den Chromosomen zu erkennen. Sie finden sich an den akrozentrischen Chromosomen 13, 14, 15, 21 und 22.

1.3.4 Das Chromatin

Die DNA ist in Form von Chromatin organisiert. Nur während der Zellteilung verdichtet sich das Chromatin, sodass getrennte Strukturen, die Chromosomen, unterscheidbar werden.

Das Chromatin besteht aus der DNA und darin eingelagerten basischen Proteinen, den **Histonen.**

Es werden 5 Histonsorten unterschieden: H1, H2A, H2B, H3 und H4. Je zwei Untereinheiten H2A, H2, H3 und H4 bilden ein Oktamer, dessen kugelförmige Quartärstruktur zwei umlaufende Rillen aufweist. In diese Rillen legt sich ein DNA-Strang von 140 Basenpaaren (bp) Länge. Der Faden läuft dann 60 bp weiter, bevor er auf die nächste Histonkugel aufgespult wird (➤ Abb. 1.6a).

So entsteht ein perlschnurartiges Gebilde. Seine kleinste Einheit ist das Nukleosom, das aus einem DNA-Faden von insgesamt 200 bp Länge und den Histonen H2A, H2B, H3 und H4 besteht ➤ Abb. 1.6b). Zwischen den Nukleosomen lagern sich die H1-Histone an.

Durch nochmalige Spiralisierung entsteht eine **DNA-Superhelix** und daraus eine Super-Superhelix (➤ Abb. 1.6c).

Man unterscheidet zwischen Euchromatin und Heterochromatin. Das locker verteilte **Euchromatin** ist weitgehend entspiralisiert. An diesen aktiven Bereichen des Genoms wird die Erbinformation transkribiert. Das dichter gepackte **Heterochromatin** kann nicht abgelesen werden und wird deshalb als inaktives Genmaterial bezeichnet.

CHECK-UP

- Beschreibe den Aufbau des Zellkerns und der Kernlamina.
- Welche Funktion haben die Kernporen?
- Was geschieht im Nucleolus?
- Was versteht man unter NOR, an welchen Chromosomen sind sie zu finden?
- Beschreibe den Aufbau des Chromatins.
- Was sind Histone?

Jetzt bist du dran!

Überblick gewinnen

Notiere dir ca. 5 Stichwörter aus diesem Unterkapitel.

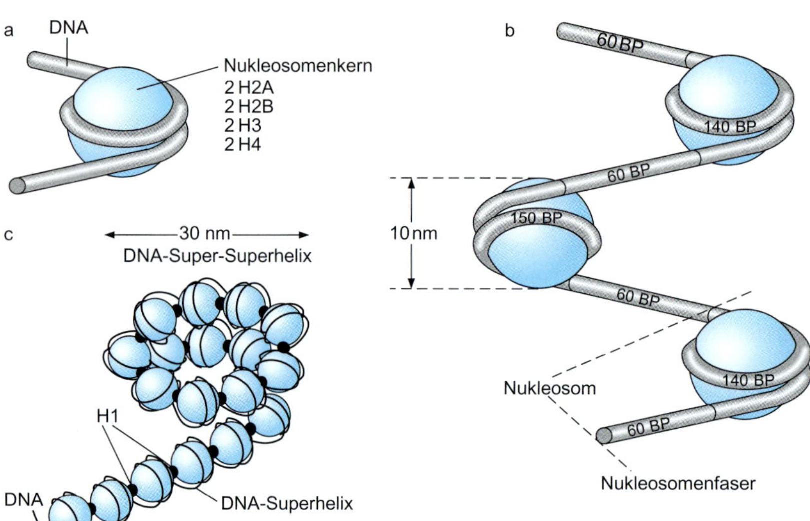

Abb. 1.6 **a** Aufbau des Chromatins: Nukleosom mit Histonkugel und herumgewundenem DNA-Strang, **b** perlschnurartige Nukleosomenkette, **c** DNA-Superhelix und Super-Superhelix [L253]

1.4 Zytoplasma, Zytosol

Thomas Wenisch

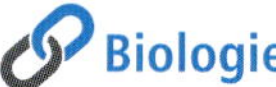

Das Zytoplasma enthält die Zellorganellen und die Bausteine des Zytoskeletts. Seine Grundsubstanz ohne Organellen und Zytoskelett sind das Zytosol.

MERKE

Das **Zytosol** ist eine halbflüssige, gelatineartige Masse, die zu etwa 20 % aus Proteinen besteht. Es nimmt etwa 55 % des gesamten Zellvolumens ein.

Im Zytosol findet ein großer Teil des Zellstoffwechsels statt:

- Biosynthese von Aminosäuren, Zuckern, Nukleotiden und Fettsäuren
- Anaerobe Glykolyse und Glukoneogenese
- Synthese von Proteinen an freien Ribosomen
- Speicherung von Fettsäuren in Form von Triacylglycerinen (Triglyzeride) und Glukose in Form von Glykogen
- Abbau von Proteinen.

CHECK-UP

- Wie ist das Zytoplasma aufgebaut?
- Welche Prozesse des Zellstoffwechsels finden im Zytoplasma statt?

Jetzt bist du dran!

Überblick gewinnen

Notiere dir ca. 5 Stichwörter aus diesem Unterkapitel.

1.5 Die Ribosomen

Thomas Wenisch

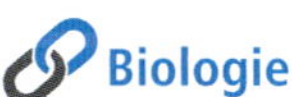

Die Ribosomen sind die wichtigsten nichtmembranösen Zellorganellen. An ihnen erfolgt die **Proteinbiosynthese.** Ribosomen bestehen aus ribosomaler RNA und Proteinen und zählen deshalb zu den **Ribonukleoproteinen.** Sie haben einen Durchmesser von 10–25 nm.

Ribosomen kommen in zwei Bereichen des Zytoplasmas vor:

- **Freie Ribosomen** sind frei im Zytoplasma verteilt.
- **Membrangebundene Ribosomen** sind an die Außenseite des endoplasmatischen Retikulums (rER) oder der Kernmembran gebunden.

MERKE

Proteine unterscheiden sich in ihrer Funktion, abhängig davon, ob sie an freien oder gebundenen Ribosomen synthetisiert wurden:

- An freien Ribosomen gebildete Proteine werden von der Zelle selbst benötigt, z. B. Enzyme, die Stoffwechselvorgänge im Zytoplasma katalysieren.
- Membrangebundene Ribosomen synthetisieren Proteine für den Einbau in Membranen und Zellorganellen. Sie bilden auch sekretorische Proteine die später in Vesikel verpackt und aus der Zelle ausgeschleust werden.

Ein funktionsfähiges Ribosom setzt sich aus **zwei Untereinheiten** zusammen:

- Bei **Eukaryoten** aus einer **60S-** und einer **40S-Einheit,**
- bei **Prokaryoten** aus einer **50S-** und einer **30S-Einheit.**

S steht für die Einheit Svedberg, die die Sedimentationseigenschaften eines Partikels bei der Zentrifugation beschreibt.

MERKE

- 60S- und 40S-Untereinheiten bilden die **80S-Ribosomen** der Eukaryoten.
- 50S- und 30S-Untereinheit bilden die **70S-Ribosomen** der Prokaryoten.

In den Mitochondrien kommen spezielle Ribosomen vor. Diese mitochondrialen Ribosomen (mt-Ribosomen) ähneln den Ribosomen der Prokaryoten.

MERKE

Detoxifikation (Entgiftung): körperfremde Substanzen (Xenobiotika) und Metaboliten des Stoffs.

An den Ribosomen findet die Translation statt. Die kleine und die große Untereinheit des Ribosoms bilden zusammen mit der mRNA einen Initiationskomplex, mit dem die Proteinsynthese startet. Der Basencode der mRNA wird dann in die Aminosäuresequenz des Proteins übersetzt (Translation). Es können viele Ribosomen an einem mRNA-Strang angelagert sein, die gleichzeitig mehrere Ketten eines Polypeptids synthetisieren. Ein solches Gebilde wird als **Polysom** bezeichnet.

CHECK-UP

- Welche Proteine werden an freien, welche an membrangebundenen Ribosomen gebildet?
- Aus welchen Untereinheiten bestehen eukaryotische, aus welchen prokaryotische Ribosomen?

Jetzt bist du dran!

Überblick gewinnen

Notiere dir ca. 5 Stichwörter aus diesem Unterkapitel.

1.6 Das endoplasmatische Retikulum

Thomas Wenisch

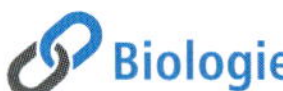
Biologie

Das endoplasmatische Retikulum (ER, ➤ Abb. 1.7) durchzieht das Zytosol der Zelle und besteht aus einem Geflecht von Membranröhren und -säcken, die sich zu Zisternen erweitern. Es bildet ein eigenes Stoffwechselkompartiment und dient als Kanalsystem für den intrazellulären Transport und als Reservoir für den Auf- und Abbau von Membranen.

Das **ER-Lumen,** ist das Innere dieses Kanalsystems. Es ist durch die Membran des ER vom Zytosol getrennt, steht aber, weil die ER-Membran direkt in die Kernmembran übergeht, mit dem perinukleären Raum in Verbindung.

Das endoplasmatische Retikulum lässt sich in zwei Bereiche unterschiedlicher Funktion einteilen:

- Das **raue endoplasmatische Retikulum** (rER) ist an seiner Außenseite mit Ribosomen besetzt.
- Das **glatte endoplasmatische Retikulum** trägt auf der dem Zytosol zugewandten Seite keine Ribosomen.

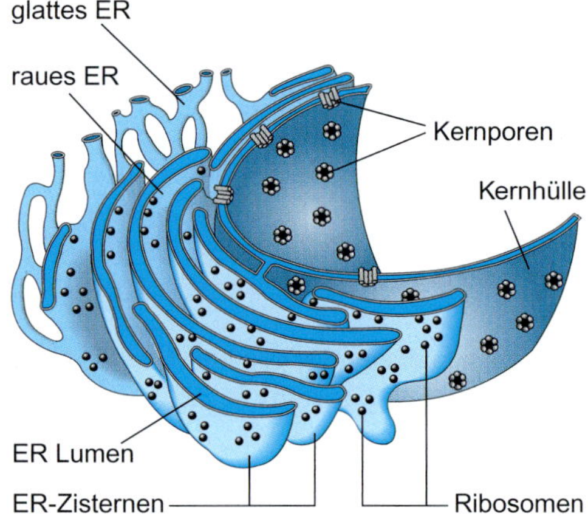

Abb. 1.7 Endoplasmatisches Retikulum [L253]

1.6.1 Raues endoplasmatisches Retikulum

Hier werden folgende Proteine produziert:

- **Membranproteine:** Das rER wächst durch Einlagerung neuer Phospholipid- und Proteinmoleküle. Die wachsende Membran kann in Form von Transportvesikeln an andere Orte in der Zelle geleitet werden.
- **Sekretorische Proteine,** meist Glykoproteine, werden im Inneren des ER synthetisiert. Sie sind durch die ER-Membran vom Zytosol getrennt und werden in kleinen Membranabschnürungen, den Transportvesikeln, aus der Zelle ausgeschleust.
- **Lysosomale Proteine,** im Inneren des ER gebildet, werden ebenfalls in Vesikeln ausgeschleust.

Die Zelle unterscheidet, welche Proteine an freien Ribosomen und welche am rER synthetisiert werden sollen. Die mRNA, die für sekretorische Proteine codiert, enthält eine Sequenz, die für 15–20 meist hydrophobe Aminosäuren codiert.

Diese **Signalpeptide** markieren das N-terminale Ende des Proteins. Diese Sequenz wird von einem **Signalerkennungspartikel** (SRP = Signal Recognition Particle) aus dem Zytosol erkannt, der das Ribosom über spezifische SRP-Rezeptoren an das endoplasmatische Retikulum anheftet. Der SRP löst sich wieder ab und das Ribosom wird an einen Komplex aus drei Transmembranproteinen gebunden. Dieser Translokalisationskomplex hat die Form eines Tunnels, in den die am Ribosom wachsende Polypeptidkette hineingeführt wird. Somit wächst das Protein direkt in das Lumen des ER hinein.

1.6.2 Glattes endoplasmatisches Retikulum

Das glatte endoplasmatische Retikulum ist an folgenden Stoffwechselvorgängen beteiligt:

- **Synthese von Phospholipiden:** Die Membranphospholipide werden gleich nach ihrer Synthese in die Membran integriert.
- **Synthese der Steroidhormone:** Auf die Steroidproduktion spezialisierte Zellen, wie die in den Hoden bzw. Eierstöcken, besitzen vergleichsweise große Mengen an glattem ER.
- **Ca^{2+}-Speicherung:** In Muskelzellen pumpt das glatte ER (sarkoplasmatisches Retikulum) Kalziumionen aus dem Zytosol in das ER-Lumen. Bei Erregung der Muskelzelle, strömen die Ca^{2+}-Ionen durch die Membran des ER zurück ins Zytosol und setzen dort die Kontraktion in Gang.
- **Glukoneogenese:** Beim Abbau von Glykogen (Glykogenolyse) entsteht Glucose-6-phosphat, das jedoch die Zellmembran nicht passieren kann. Ein in die Membran des glatten ER eingelagertes Enzym spaltet die Phosphatgruppe ab, sodass die Glucosemoleküle die Zelle verlassen können.

CHECK-UP

- Wie ist das endoplasmatische Retikulum aufgebaut?
- Welche Proteine werden am rauen endoplasmatischen Retikulum synthetisiert?
- Welche Funktion hat das glatte endoplasmatische Retikulum?

Jetzt bist du dran!

Überblick gewinnen

Notiere dir ca. 5 Stichwörter aus diesem Unterkapitel.

1.7 Der Golgi-Apparat

Thomas Wenisch

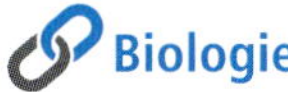 Biologie

Der Golgi-Apparat (Golgi-Komplex) besteht aus abgeflachten, von Membranen begrenzten Hohlräumen (➤ Abb. 1.8). Fünf bis zehn dieser flachen Zisternen (Sacculi) bilden jeweils einen als **Dictyosom** bezeichneten Stapel.

Die Dictyosomen weisen in Struktur und Funktion eine **Polarität** auf, es lässt sich eine konkave cis- und eine konvexe trans-Seite unterscheiden. Das Dictyosom ist mit seiner cis-Seite dem endoplasmatischen Retikulum oder dem Zellkern zugewandt. Auf beiden Seiten des Golgi-Komplexes ist die jeweils äußerste Zisterne an ein komplexes Netzwerk aus membranösen Bestandteilen, miteinander verbundenen Kanälen und Vesikeln angeschlossen.

Die Hauptaufgabe des Golgi-Apparats ist die Modifikation von Proteinen und Lipiden, die aus dem endoplasmatischen Retikulum in die Zisternen des Golgi-Apparats gelangen.

Im Golgi-Apparat erfolgt auch die Synthese von Glykolipiden und Polysacchariden.

Stoffgefüllte Transportvesikel schnüren sich vom ER ab und verschmelzen mit dem cis-Netzwerk des Golgi-Komplexes.

Die Produkte des ER werden auf dem Weg durch den Golgi-Apparat in mehreren Stufen modifiziert und für ihren weiteren Weg sortiert.

Im Golgi-Apparat durchgeführte Modifikationen sind:

- Glykosylierung
- Sulfatierung
- Abspaltung von Polypeptidketten, z. B. bei Insulin
- Markierung lysosomaler Proteine mit Mannose-6-phospat (M6P)

Auf der trans-Seite schnüren sich mit den modifizierten Molekülen gefüllte Vesikel ab und wandern zu verschiedenen Bestimmungsorten innerhalb der Zelle. Die Vesikel sind entsprechend ihrem Bestimmungsort gekennzeichnet:

- Vesikel für den intrazellularen Transport tragen den Proteinkomplex **Coatomer.**
- Zur Exozytose ➤ Kap. 2.4) vorgesehene Vesikel sind dagegen mit dem Protein **Clathrin** überzogen.

Hydrolasen verbleiben mit den Vesikeln als **Lysosomen** in der Zelle.

CHECK-UP

- Beschreibe den Aufbau des Golgi-Apparats.
- Welche Aufgaben hat der Golgi-Apparat?

Jetzt bist du dran!

Überblick gewinnen

Notiere dir ca. 5 Stichwörter aus diesem Unterkapitel.

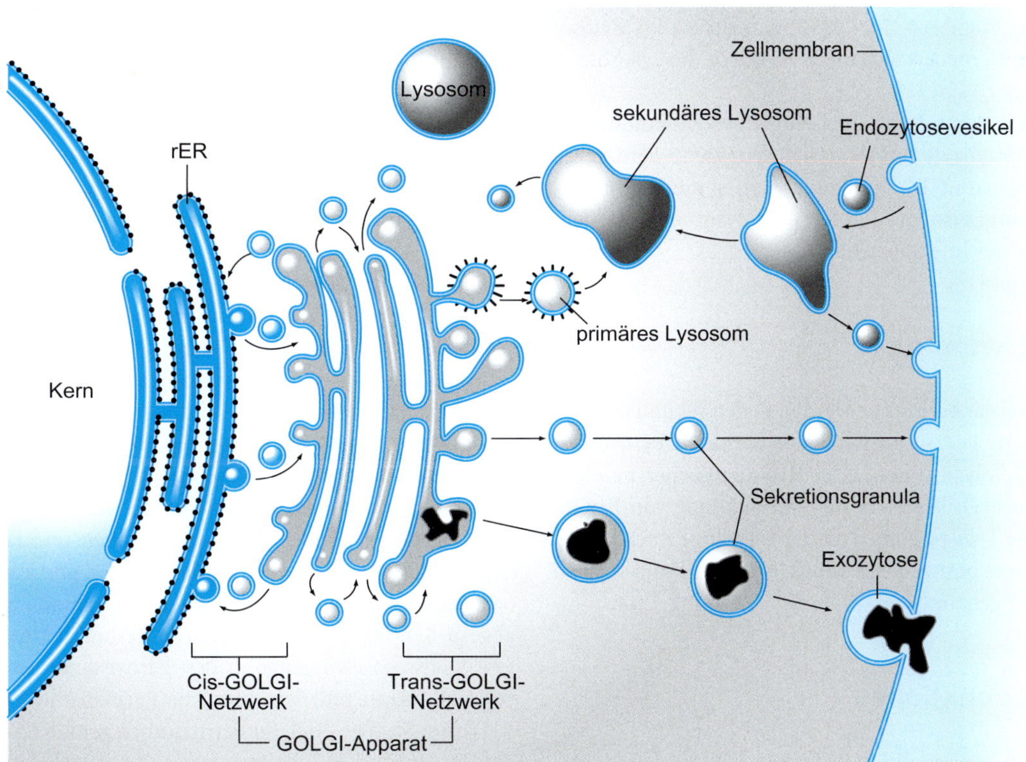

Abb. 1.8 Golgi-Apparat [L253]

1.8 Lysosomen

Thomas Wenisch

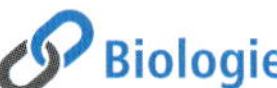

Lysosomen sind Membranvesikel, die aus den Diktyosomen des Golgi-Apparats entstehen. Aufgabe der Lysosomen ist die Verdauung von Makromolekülen sowohl von zelleigenem als auch von extrazellulärem Material.

Dazu enthalten sie in ihrem Inneren zahlreiche membrangebundene oder freie Enzyme (sog. **Kathepsine**), hauptsächlich **saure Hydrolasen.** Das Leitenzym ist die **saure Phosphatase.**

Die Enzyme werden im rauen endoplasmatischen Retikulum gebildet und auf ihrem Weg durch den Golgi-Apparat modifiziert. Sie arbeiten unter sauren Bedingungen bei einem pH-Wert zwischen 4,5 und 5.

Eine Freisetzung lysosomaler Enzyme in größerem Umfang führt zur Zerstörung der Zelle.

1.8.1 Primäre Lysosomen

Neu entstandene (native) Lysosomen werden als **primäre Lysosomen** bezeichnet. Sie verschmelzen mit Vesikeln, die die zu verdauenden Stoffe enthalten (z. B. Phagosomen) und werden dann **sekundäre Lysosomen** genannt.

1.8.2 Sekundäre Lysosomen

Autolysosomen Autolysosomen verdauen von der Zelle selbst gebildetes Material, z. B. andere Organellen wie Ribosomen oder Mitochondrien. Dieser Vorgang wird auch als **Autophagie** bezeichnet. Wiederverwertbare Substanzen werden durch Transportproteine in der Membran der Lysosomen zurück ins Zytosol ausgeschleust. Somit erneuert sich die Zelle durch die Lysosomen ständig selbst.

Heterolysosomen Heterolysosomen enthalten zellfremdes Material. Wenn sie phagozytiertes Material verdauen, werden sie **Phagolysosomen** genannt. Die Verdauung von in die Zelle eingedrungenen Mikroorganismen durch Heterolysosomen ist ein wichtiger Schritt in der Infektabwehr.

1.8.3 Tertiäre Lysosomen

Nicht vollständig verdaubare Stoffe werden in den sekundären Lysosomen eingelagert. Die so entstehenden tertiären Lysosomen werden auch als **Telolysosomen,** oder **Residualkörper** bezeichnet. Lysosomen besitzen keine Lipasen zur Spaltung von Fetten. Daher enthalten die Telolysosomen häufig fetthaltige Rückstände, die Lipofuscine. Diese besitzen eine bräunliche Farbe und werden auch Alterspigment genannt.

1.8.4 Weitere Funktionen

Primäre Lysosomen können durch Exozytose ausgeschieden werden. Die dabei freigesetzten Enzyme helfen bei der extrazellulären Verdauung oder der Verflüssigung von anderen Sekreten.

Lysosomale Enzyme sind noch an weiteren Prozessen beteiligt:

- **Leukozyten** greifen damit körperfremde Substanzen und Zellen an.
- **Osteoklasten** bauen mit freigesetzten lysosomalen Enzymen Knorpel und Knochen ab.
- Lysosomale Enzyme sind entscheidend an der **Apoptose,** dem programmierten Zelltod, beteiligt.
- Auch die Verschmelzung von Spermium und Eizelle kann letztlich auf eine lysosomale Reaktion zurückgeführt werden.

CHECK-UP

- Welche Arten von Lysosomen werden unterschieden?
- Welches ist das Leitenzym der Lysosomen?

Jetzt bist du dran!

Überblick gewinnen

Notiere dir ca. 5 Stichwörter aus diesem Unterkapitel.

1.9 Peroxisomen

Thomas Wenisch

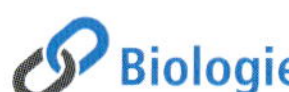

Die Peroxisomen – früher auch Mikrobodys genannt – sind kleine, kugelförmige, von einer Membran umgebene Zellorganellen mit einem Durchmesser von etwa 0,2–0,5 µm. Sie kommen in allen kernhaltigen Zellen vor, besonders häufig aber in Leber- und Nierenzellen.

Peroxisomen werden von Teilen des rER gebildet (peroxismales Retikulum), reifen und vergrößern sich aber erst später im Zytoplasma durch die Aufnahme von Proteinen und Lipiden aus dem Zytosol. Dort vermehren sie sich, nachdem sie eine bestimmte Größe erreicht haben durch Teilung bzw. Abknospung.

Die Peroxisomen erhielten ihren Namen aufgrund ihrer Aufgabe, **Wasserstoffperoxid** (H_2O_2) zu bilden und wieder zu spalten.

In den Peroxisomen beginnt der Abbau langkettiger Fettsäuren und komplexer Lipide wie Prostaglandinen und Leukotrienen. In den Peroxisomen der Leber werden Alkohol und andere organische Schadstoffe abgebaut, indem von diesen Verbindungen Wasserstoff abgespalten und auf molekularen Sauerstoff übertragen wird. Weitere Stoffwechselvorgänge in den Peroxisomen sind die Synthese von Gallensäure und der Abbau von Purinen und Aminosäuren.

Das im Stoffwechsel der Peroxisomen gebildete Wasserstoffperoxid ist ein starkes Zellgift.

Die Peroxisomen enthalten jedoch das Enzym **Katalase,** das Wasserstoffperoxid wieder zu Wasser und Sauerstoff abbaut.

Die Lebensdauer der Peroxisomen beträgt einige Tage. Sie werden durch Verschmelzung mit Lysosomen oder durch Selbstauflösung abgebaut.

CHECK-UP

Welche Aufgabe haben Peroxisomen?

Jetzt bist du dran!

Überblick gewinnen

Notiere dir ca. 5 Stichwörter aus diesem Unterkapitel.

1.10 Mitochondrien

Thomas Wenisch

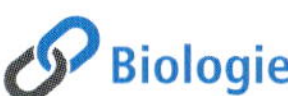

Die Mitochondrien sind die wichtigsten Zellorganellen zur Bereitstellung von Energie. In ihnen wird der weitaus größte Teil der ATP-Moleküle gebildet.

Mitochondrien kommen in allen tierischen Zellen außer den Erythrozyten vor. Sie sind länglich-ovale Zellorganellen mit einer Größe von 1–5 µm. Mitochondrien können sich in der Zelle bewegen und ihre Form ändern. In stoffwechselaktiven Zellen mit einem hohen Energiebedarf, z. B. den Zellen der Leber, ist die Zahl der Mitochondrien besonders hoch.

1.10.1 Proteinbiosynthese

MERKE

Die Mitochondrien besitzen eine eigene DNA, RNA und Ribosomen. Sie können damit eine zellkernunabhängige Proteinbiosynthese durchführen.

Die DNA der Mitochondrien ist ähnlich wie bei Prokaryoten ringförmig. Sie wird als **mitochondriale DNA** (mtDNA) bezeichnet.

MERKE

Die Mitochondrien vermehren sich durch eine vom Zellzyklus unabhängige Teilung. Mitochondrien werden nur über die Eizellen an die Nachkommen weitergegeben. Die **Vererbung** der **mitochondrialen Gene** erfolgt daher ausschließlich **maternal** (mütterlich).

Die mitochondrialen Ribosomen haben, anders als die übrigen Ribosomen der Eukaryoten eine Sedimentationskonstante von 70S. Sie ähneln daher den Ribosomen der Bakterien.

Die **Endosymbiontentheorie** geht davon aus, dass die Mitochondrien ursprünglich unabhängige Organismen waren, die in die eukaryotische Zelle aufgenommen wurden und dort als Symbionten spezielle Aufgaben übernommen haben.

Die mitochondriale DNA enthält 37 Gene. Diese codieren für

- zwei rRNA der mitochondrialen Ribosomen.
- 22 tRNA für die mitochondriale Proteinbiosynthese.
- 13 Enzyme der Atmungskette.

Für ein funktionsfähiges Mitochondrium werden aber etwa 3000 Gene benötigt. Die meisten Proteine, die das Mitochondrium benötigt, sind im Zellkern codiert und entstehen an den freien Ribosomen im Zytoplasma.

1.10.2 Formen der Mitochondrien

Mitochondrien besitzen eine doppelte Membran (> Abb. 1.9). Die innere Membran ist vielfach eingestülpt. Ihre Fläche wird dadurch beträchtlich vergrößert.

Nach der Form der Innenmembran werden drei Mitochondrien-Typen unterschieden:

- **Crista-Typ** mit dünnen, leistenförmigen Einstülpungen. Die meisten Mitochondrien sind von diesem Typus.
- **Tubulus-Typ** mit weiten, schlauchförmigen Einstülpungen. Solche Tubulusstrukturen finden sich nur in steroidhormonproduzierenden Zellen, d. h. in den Zellen der Nebennierenrinde, des Ovars und der Hoden.

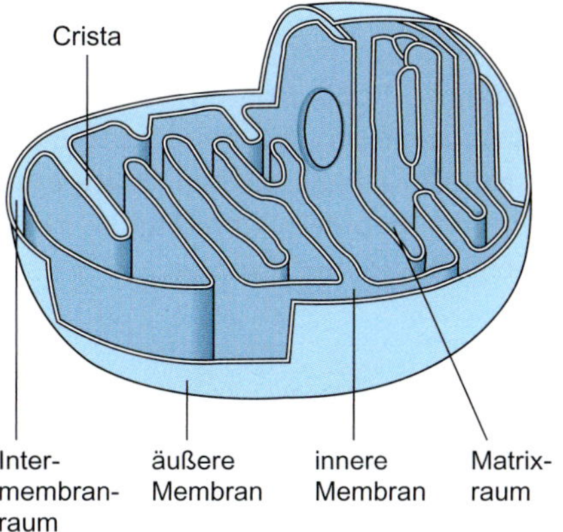

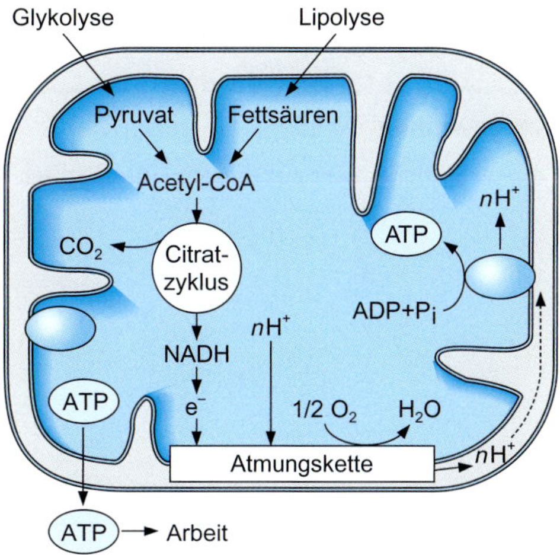

Abb. 1.9 Struktur und Stoffwechsel des Mitochondriums [L253]

- **Sacculus-Typ** mit sackförmigen Einstülpungen. Dieser Typ ist nur in den Zellen der Zona fasciculata der Nebennierenrinde anzutreffen.

1.10.3 Stoffwechsel

Innen- und Außenmembran des Mitochondriums schaffen zwei getrennte Stoffwechselkompartimente, den **inneren Matrixraum** und den wesentlich engeren **Intermembranraum,** auch **Intra-Christae-Raum** genannt.

Die **äußere Membran** ist weitgehend stoffdurchlässig. Sie enthält viele Moleküle des Transportproteins **Porin,** das breite Kanäle in der Lipiddoppelschicht bildet, durch die auch große Makromoleküle bis zu einem Molekulargewicht von etwa 10.000 Dalton frei hindurchtreten können. So können die Mitochondrien Proteine aus dem Zytoplasma aufnehmen.

Die **Innenmembran** enthält große Mengen des Lipids **Cardiolipin.** Sie ist dadurch besonders undurchlässig. Der Stoffaustausch durch die Innenmembran ist nur über spezielle Transportmechanismen möglich. Hierfür sind stoffspezifische Transportproteine wie Permeasen und Kanalproteine in die Membran eingelagert.

Auf der Innenseite der inneren Membran liegt der **ATP-produzierende Multienzymkomplex der Atmungskette.** Im elektronenmikroskopischen Bild sind die Enzymkomplexe als sog. Elementarpartikel an der Membran identifizierbar.

Zwischenprodukte des Stoffwechsels werden aus dem Zytosol in die Mitochondrien gebracht und dort weiter oxidiert. Bei der Oxidation von H_2 zu H_2O wird Energie frei, die zur ATP-Synthese verwendet wird.

Im **Matrixraum** befinden sich die **Enzyme des Zitratzyklus** und für die **β-Oxidase** des Fettsäureabbaus. Die Lipid-β-Oxidation liefert die Wasserstoffatome für die Atmungskette und das Acetyl-CoA für den Zitratzyklus. Der Zitratzyklus (Krebs-Zyklus) ist am Eiweiß-, Kohlenhydrat- und Fettstoffwechsel als zentrale Reaktionsfolge des Energiestoffwechsels beteiligt.

CHECK-UP

- Wie ist das Mitochondrium aufgebaut?
- Welche Typen von Mitochondrien werden unterschieden?
- Wie ist die Stoffdurchlässigkeit der inneren und äußeren Mitochondrienmembran und welche Proteine sind dafür verantwortlich?
- Wo befindet sich der Multienzymkomplex der Atmungskette?
- Wo befinden sich die Enzyme des Zitratzyklus?
- Wie werden Mitochondriopathien vererbt?

Jetzt bist du dran!

Überblick gewinnen

Notiere dir ca. 5 Stichwörter aus diesem Unterkapitel.

1.11 Das Zytoskelett

Thomas Wenisch

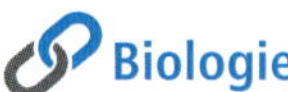

Mehrere Filamentnetzwerke durchziehen das Zytoplasma der Zelle und verstärken die äußere Membran. Die Gesamtheit dieser Netzwerke wird als **Zytoskelett** bezeichnet.

Das Zytoskelett gibt der Zelle eine stabile äußere Form. Manche Zellen können ihre Form verändern, Zellorganellen in ihrem Inneren verschieben oder sind sogar zu einer gezielten Fortbewegung in der Lage. Auch diese Funktionen werden durch das Zytoskelett realisiert.

Im Zytoplasma befinden sich drei, von unterschiedlichen Proteinfamilien gebildete Filamentnetzwerke (➤ Abb. 1.10), die nach der Größe ihrer Fasern unterschieden werden:

- **Aktinfilamente** (Mikrofilamente)
- **Intermediärfilamente**
- **Mikrotubuli**

Daneben existiert ein **Membranzytoskelett** als mechanische Stütze für die Plasmamembran.

Neben den Haupttypen der Proteinfilamente gehören noch zahlreiche weitere Proteine mit speziellen Aufgaben zum Zytoskelett, die z. B. die Filamentsysteme untereinander und mit der Zellmembran verbinden. Sie fixieren die Zellorganellen am inneren Gerüst der Zelle oder verschieben sie bei Bedarf entlang der Filamente.

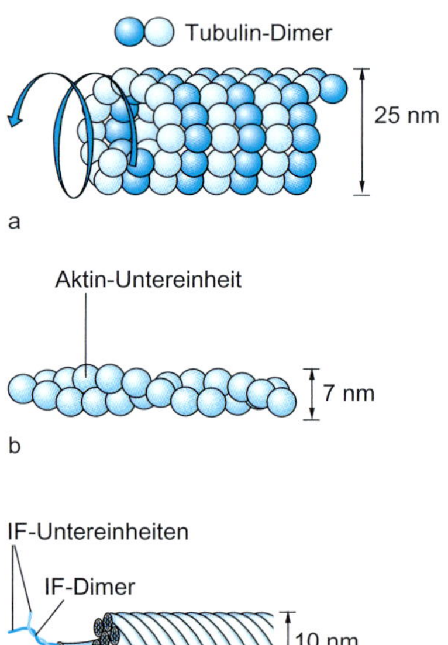

Abb. 1.10 Filamente des Zytoskeletts: **a** Mikrotubuli, **b** Aktinfilamente (Mikrofilamente), **c** Intermediärfilamente [L253]

1.11.1 Mikrotubuli

Aufbau

Die Mikrotubili sind gerade, hohle Röhren mit einem Außendurchmesser von 25 nm, einem Innendurchmesser von 15 nm und einer Länge von 200 nm bis 25 µm.

Die Röhren der Mikrotubuli sind aus Protofilamenten aufgebaut. Diese Protofilamente sind gerade Ketten von **Heterodimeren,** die jeweils aus den beiden globulären Proteinen α- und β-Tubulin gebildet werden.

Die Protofilamente sind polar:

- **α-Tubulin** findet sich am sog. **Minus-Ende**
- **β-Tubulin** am **Plus-Ende**

Durch Anlagerung von Tubulin-Dimeren an beiden Enden der Röhre können die Mikrotubuli in die Länge wachsen. Der Auf- und Abbau der Mikrotubuli erfolgt je nach den Erfordernissen der Zelle in einer Zeitspanne von wenigen Minuten bis zu mehreren Tagen.

Die Mikrotubuli verlängern sich in fast allen tierischen Zellen nur in eine Richtung. Sie gehen von einem **Mikrotubuliorganisationszentrum** (MTOC) aus und verlaufen in Richtung der Zellperipherie. Sie können vom Golgi-Apparat ausgehen und radiär durch das Zytoplasma ziehen.

Das MTOC wird auch als **Zentrosom** bezeichnet. Es kann lichtmikroskopisch in der Nähe des Zellkerns lokalisiert werden. Das Zentrosom besteht aus zwei zueinander senkrecht stehenden **Zentriolen.** Die Zentriolen sind kurze Hohlzylinder, die aus jeweils neun ringförmig angeordneten Mikrotubulidreiergruppen aufgebaut sind. Sie kommen in der Zelle stets paarweise vor. Bevor sich eine Zelle teilt verdoppeln sich die Zentriolen. Dabei bildet jedes Zentriol ein neues Tochterzentriol.

Funktion

Struktur: Im Zytoskelett bilden Mikrotubuli druckresistente Tragbalken, die die Zellform stabilisieren.

Transport: Die Transportvesikel der Endo- und Exozytose bewegen sich entlang der Mikrotubili. Die Organellen sind durch Motorproteine mit den Mikrotubuli verbunden. **Motorproteine** ändern unter ATP-Verbrauch ihre Form und „kriechen" auf diese Weise entlang der Mikrotubuli. Für diesen Transport gibt es zwei Klassen von Motorproteinen:

- **Kinesin** bewegt sich zum Plus-Ende der Mikrotubuli.
- **Dynein** bewegt sich zum Minus-Ende der Mikrotubuli.

Zellteilung: Von den Zentriolen ausgehend bilden sich die aus Mikrotubuli aufgebauten Spindelfasern. Die Spindelfasern knüpfen sich an die **Kinetochore** an den Zentromeren der Chromosomen. Die Chromosomen wandern entlang der Spindelfasern und verteilen sich auf die Tochterzellen.

Zilien und Geißeln

Mikrotubuli bilden das Rückgrat von **Flimmerhärchen** (Kinozilien oder kurz: Zilien) und **Geißeln** (Flagellen). Beides sind akzessorische Zellorganellen, d. h. sie kommen nicht in allen Zellen vor.

Zilien und eukaryotische Geißeln sind bewegliche Ausstülpungen der Zellmembran. Sie erzeugen einen Flüssigkeitsstrom auf der Zelloberfläche oder dienen bei Einzellern der Fortbewegung der Zelle.

Zilien kommen auf der Zelle in großer Zahl vor und bedecken oft als Flimmerepithel die Oberfläche der Zelle. Im Inneren der Zilien befindet sich ein Komplex aus neun Doppel-Mikrotubuli, die kreisförmig um zwei parallel verlaufende Mikrotubuli im Zentrum angeordnet sind.

Eukaryotische Geißeln sind prinzipiell genauso aufgebaut wie Zilien. Sie haben die gleiche Dicke, sind jedoch wesentlich länger.

MERKE

Zilien und Geißeln unterscheiden sich im Schlagmuster:

- **Zilien** schlagen hin und her. In eine Richtung erfolgt der Kraftschlag in der Gegenrichtung der schwächere Erholungsschlag. So transportiert z. B. das Flimmerepithel des Bronchialtrakts das Bronchialsekret in Richtung des Kraftschlags.
- **Geißeln** besitzen nur Zellen, die sich fortbewegen können. In der Regel hat jede Zelle nur eine Geißel. Die Geißel führt eine wellenförmige Bewegung aus, die die Zelle vorantreibt, z. B. bei der Bewegung der Spermien.

1.11.2 Aktinfilamente

Aktinfilamente (Filamenta actinia) werden auch als **Mikrofilamente** bezeichnet, denn sie sind mit einem Durchmesser von etwa 7 nm die kleinsten der drei Filamenttypen des Zytoskeletts. Es werden mehrere Unterarten der Aktinmoleküle unterschieden: Drei Arten von **α-Aktin** kommen in Muskelzellen vor, **β- und γ-Aktin** in allen Zellen.

Aktin liegt als Monomer (G-Aktin) oder polymerisiert in langen Ketten (F-Aktin) vor. Ein Aktinfilament besteht aus zwei dieser Ketten, die sich zu einer doppelhelikalen Struktur umeinanderwinden, und daran angelagerten Proteinen (➤ Abb. 1.11).

Aktinfilamente besitzen eine Polarität. Die Anlagerung zusätzlicher Monomere erfolgt bevorzugt am Plus-Ende. Vom Minus-Ende her erfolgt der Abbau des Filaments.

Aktinbindende Querverbindungsproteine (Actin Cross-linking Proteins) organisieren die Filamente zu linearen Bündeln, flächigen Netzen oder vielfältigen anderen räumlichen Gebilden. Parallele Bündel aus Aktinfilamenten bilden sehr zugfeste Fasern (Stressfasern).

Funktion

Aufrecherhaltung der Zellform: Mikrotubuli fangen Druckkräfte auf, die Aktinfilamente dagegen Zugkräfte.

Verbindung mit der Plasmamembran: Aktinfilamente fixieren die Position membranintegrierter Proteine (Integrine).

Interzellularkontakte: Aktinfasern sind an interzellulären Verbindungen des Adhaerens-Typs beteiligt.

Viskosität des Zytoplasmas: In der Nähe der Zellmembran ist die Konsistenz des Zytoplasmas durch die zahlreichen Aktinfilamente gelartig.

Mikrovilli: Resorbierende Zellen, z. B. die des Dünndarmepithels, vergrößern ihre Oberfläche durch eine Vielzahl kleinster Membranausstülpungen, die Mikrovilli. Mikrovilli sind in ihrem Inneren durch ein Bündel Aktinfasern stabilisiert, die einen Anschluss zum Zytoskelett besitzen.

Stereozilien dienen nicht der Fortbewegung, sondern wie die Mikrovilli der Oberflächenvergrößerung. Sie werden aus Aktinfilamenten gebildet.

Zellmotilität: Bewegliche Zellen bilden in Fortbewegungsrichtung Zytoplasmafortsätze, die Pseudopodien (Scheinfüßchen). Pseudopodien strecken sich aus und ziehen sich zusammen, weil in ihrem Inneren Aktinfilamente durch Auf- und Abbau gleiten.

Muskelkontraktion: Aktinfilamente bilden zusammen mit Filamenten des Proteins Myosin kontraktile Elemente. Myosin ist wesentlich größer als Aktin. Die Myosinmoleküle bilden lange Filamente, die an einem Ende einen dickeren Kopf besitzen, der unter

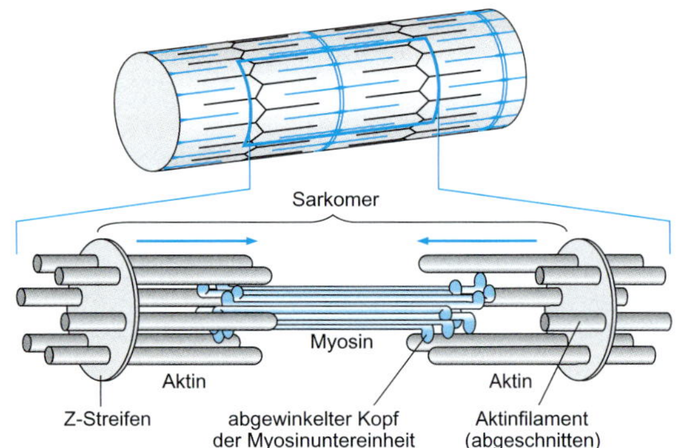

Abb. 1.11 Aufbau einer kontraktilen Faser aus Aktin- und Myosinfilamenten [L253]

Einfluss von ATP und Ca2+ abknicken kann. In einer Muskelfaser sind Bündel von parallelen Aktin- und Myosinfilamenten jeweils abwechselnd und ineinander verzahnt angeordnet (➤ Abb. 1.11). Durch das Abknicken der Myosinköpfchen wandern diese entlang der Aktinfasern. Die Aktin- und Myosinbündel schieben sich ineinander und die kontraktile Faser verkürzt sich.

1.11.3 Intermediärfilamente

Der Durchmesser der Intermediärfilamente beträgt etwa 8–12 nm. Sie sind damit dicker als die Aktinfilamente, aber dünner als die Mikrotubuli. Innerhalb der Zelle nehmen die Intermediärfilamente Zugkräfte auf.

Aufbau

Die Grundbausteine der Intermediärfilamente sind α-helikale Polypeptidketten mit einem Durchmesser von weniger als 1 nm und einer Länge von mindestens 44 nm. Zwei dieser Monomere winden sich umeinander zu einem parallelen Heterodimer, dessen Durchmesser nun ca. 1,5 nm beträgt. Zwei Heterodimere lagern sich antiparallel aneinander zu einem Tetramer mit einer Dicke von 2–3 nm. Die Tetramere knüpfen sich als Grundbausteine der **Protofilamente** aneinander. Mehrere Protofilamente verbinden sich wiederum zu einer **Protofibrille.** Ein Intermediärfilament besteht schließlich aus mehreren lateral assoziierten Protofibrillen.

Der Aufbau der Intermediärfilamente (➤ Abb. 1.11) lässt sich mit einem gedrehten Seil vergleichen, bei dem sich mehrere Stränge umeinanderwinden, von denen jeder wieder aus mehreren kleinerer Fäden gewunden ist.

MERKE

Die Intermediärfilamente bilden in der Regel dauerhaftere Strukturelemente des Zytoskeletts. Dagegen werden die Mikrotubuli und Aktinfilamente in verschiedenen Bereichen der Zelle häufig auf- und wieder abgebaut.

Formen und Funktionen

Die molekulare Struktur der Proteinbausteine der Intermediärfilamente ist äußert heterogen. Einige Proteine sind spezifisch für bestimmte Zelltypen.

Lamine Eine nur im Karyoplasma vorkommende Sonderform der Intermediärfilamente bildet die Proteinfamilie der Lamine. Aus ihnen besteht die Kernlamina.

Neurofilamente Axone, die langen Fortsätze der Nervenzellen, werden von einem weiteren speziellen Typ der Intermediärfilamente stabilisiert, den sog. Neurofilamenten.

Keratine Die Familie der **Keratine** umfasst etwa 30 Isoformen. Sie sind Heterodimere und bestehen aus einer 1 : 1-Mischung von sauren und basischen Keratinproteinen. Keratine kommen besonders in Epithelzellen vor. Von den Isoformen sind zehn in „harten" Epithelzellen, wie den Nägeln oder Haaren und über 20 in den übrigen Epithelien anzutreffen. Die Letzteren werden als **Zytokeratine** bezeichnet.

Vimentin Vimentin kommt typischerweise in Endothel- und Mesenchymzellen vor, besonders in Fibroblasten, aber auch in der glatten Muskulatur. Vimentinfasern enden oft an Desmosomen, Hemidesmosomen oder auch an der Kernmembran. In Fettzellen sind die Fettvakuolen oft von Vimentinfasern umschlossen.

Desmin Desmin findet sich in den Zellen der quer gestreiften Muskulatur. Dort wechseln sich sog. Z-Scheiben (Zwischenscheiben), an die sich Aktinfasern anlagern, regelmäßig mit aus Myosin bestehenden M-Streifen ab. Desmin verbindet die Myofibrillen zu Bündeln und verknüpft die Z-Scheiben so miteinander, dass sie direkt nebeneinander liegen.

GFAP GFAP (Glial Fibrillary Acidic Protein) ist typisch für Gliazellen und Astrozyten.

Peripherin Peripherin befindet sich an den Rändern und in den Außensegmenten der Fotorezeptoren der Netzhaut.

Nestin Bildet in neuronalen Stammzellen Neurofilamente.

1.11.4 Das Membranzytoskelett

Die Zelle wird durch ein gitternetzartiges Geflecht stabilisiert, das die Innenseite der Plasmamembran auskleidet. Dieses Membranzytoskelett wird u. a. durch die Proteine **Spektrin** und **Ankyrin** gebildet. Spektrin und Ankyrin sind essenziell für das Aufrechterhalten der bikonkaven Form der roten Blutkörperchen.

Die wichtigsten integralen bzw. transmembranen Proteine der Erythrozyten, an denen sich das Membranzytoskelett verankert, sind **Glykophorin** und das **Bande-3-Protein.**

In Muskelzellen bindet **Dystrophin** an das Aktinnetzwerk des Zytoskeletts und stellt dessen Verbindung zur Zellmembran und zur extrazellulären Matrix her.

CHECK-UP

- Welche Fasertypen werden beim Zytoskelett unterschieden?
- Wie sind Mikrotubuli aufgebaut?
- Was ist das Zentrosom?
- Welche Funktionen haben die Mikrotubuli?
- Worin unterscheiden sich Zilien und Geißeln?
- Wie ist ein Aktinfilament aufgebaut?
- Welche Funktionen erfüllt das Aktinfilament-System?
- Welche zellspezifischen Proteine der Intermediärfilamente kennst du und in welchen Zellen kommen diese vor?
- Wo befindet sich das Membranzytoskelett?
- Nenne wichtige Proteine des Membranzytoskeletts.

Jetzt bist du dran!

Überblick gewinnen

Notiere dir ca. 5 Stichwörter aus diesem Unterkapitel.

1.12 Übersicht der Zellorganellen menschlicher Zellen

Thomas Wenisch, Vorauflage: Björn Jacobi

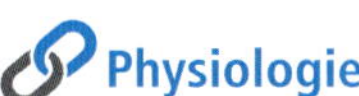

Physiologie

Zusammenfassend sind in ➤ Tab. 1.2 nochmals die wichtigsten Funktionen der einzelnen Zellorganellen aufgeführt.

Tab. 1.2 Aufgaben einzelner Zellorganellen und -bestandteile

Zellorganell	Funktion
Zellkern (Nucleus)	• Schutz und Weitergabe der DNA • Genexpression
Zytoplasma	• Stoffwechsel • Proteinsynthese • Zellhomöostase
Mitochondrien	• ATP-Synthese • Stoffwechsel • Ca^{2+}-Speicherung • Apoptose
Lysosomen	• Abbau v. a. endozytierter, aber auch zelleigener Partikel
Peroxisomen	• Stoffwechsel • Entgiftung
Raues endoplasmatisches Retikulum (rER)	• Proteinsynthese (exozytotischer Pathway, Membranproteine) • Proteinmodifikation • Qualitätskontrolle
Glattes endoplasmatisches Retikulum (gER)	• Stoffwechsel • Membranlipidsynthese • Biotransformation und Entgiftung • Ca^{2+}-Speicher
Golgi-Apparat	• Proteinmodifikation • Membranlipidsynthese • Schaltstation endo- und exozytotischer Pathway
Zytoskelett	• Mikrotubuli: Stabilität, Transport, Mitosespindel • Intermediärfilamente: mechanische Widerstandskraft, Kernlamina • Aktinfilamente: Zellform und -bewegung
Zentrosomen	• Mikrotubulusorganisierendes Zentrum • Spindelpole • Basalkörper von Zilien
Zellmembranen	• Kompartimentierung • Regulation des Stofftransports • Signaltransduktion

CHECK-UP

Nenne die Größe der Bestandteile des Zytoskeletts.

Jetzt bist du dran!

Überblick gewinnen

Notiere dir ca. 5 Stichwörter aus diesem Unterkapitel.

Jetzt bist du dran!

Zeichne eine eukaryotische Zelle. Zeichne die Organellen farbig ein. Notiere dir einige Stichpunkte zu ihren jeweiligen Hauptfunktionen.

Anregungen zum weiterführenden Lernen

Zeichne dir die Typen von Mitochondrien. Wo findest du diese und warum?
Sammle alle genannten Proteine in diesem Kapitel. Ordne Ihnen jeweils zu, wo sie vorkommen und welche Funktion sie habe.
Zeichne sowohl die verschiedenen Zellkontakte als auch einen Schlussleistenkomplex.
Beschrifte deine Zeichnungen mit den Proteinen, die in dem Zellkontakt vorkommen.
Vielleicht fällt dir zu jedem Kontakt auch ein Beispiel ein, wo du diese Zellkontakte vermehrt findest.

Überblick gewinnen

Nutze deine gesammelten Stichwörter für eine Mindmap oder eine gegliederte Stichwortliste.

KAPITEL 2 Transportprozesse

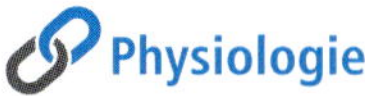

2.1 Stoffmenge und Konzentration

Thomas Wenisch, Vorauflage: Björn Jacobi

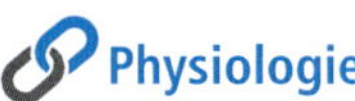

Menge Zur Angabe der Menge (Quantität) eines Stoffs stehen drei Größen zur Verfügung:

- Masse [kg]
- Stoffmenge [mol], 1 mol ≈ $6{,}022 \times 10^{23}$ Teilchen
- Volumen [m^3]

Konzentration Stoffe können in Flüssigkeiten gelöst werden. Ihre Konzentration kann auf zwei Weisen angegeben werden:

- Massenkonzentration [kg/m^3 oder g/l]: Masse des gelösten Stoffs pro Volumen
- Stoffmengenkonzentration (Molarität) [mol/m^3 oder mol/l]: Anzahl der Mole des gelösten Stoffs pro Volumen

Molalität Im Gegensatz zur Molarität bezeichnet die **Molalität** die Stoffmenge pro Masseneinheit des Lösungsmittels [mol/kg]. Daher ist die Molalität, anders als die Molarität, nicht von Temperatur- und Druckschwankungen abhängig.

Osmolalität und Osmolarität Bei den im menschlichen Körper herrschenden Bedingungen – mit dem Lösungsmittel Wasser – sind die Unterschiede zwischen Osmolarität und Osmolalität meist vernachlässigbar.

MERKE

- **Osmolarität:** osmotisch wirksame Stoffmenge/l Lösungsmittel [osmol/l].
- **Osmolalität:** osmotisch wirksame Stoffmenge/kg Lösungsmittel [osmol/kg].

Wird beispielsweise Kochsalz (NaCl) in Wasser gelöst, so entstehen bei vollständiger Dissoziation die beiden osmotisch wirksamen Teilchen Na^+ und Cl^-. Wird 1 mol Kochsalz in 1 l Wasser gelöst, beträgt die Osmolarität demnach 2 osmol/l, die Osmolalität 2 osmol/kg. Die Osmolarität/Osmolalität einer Lösung kann mittels **Gefrierpunktserniedrigung** gemessen werden.

CHECK-UP

Was ist der Unterschied zwischen Osmolarität und Osmolalität?

Jetzt bist du dran!

Überblick gewinnen

Notiere dir ca. 5 Stichwörter aus diesem Unterkapitel.

2.2 Osmose

Thomas Wenisch, Vorauflage: Björn Jacobi

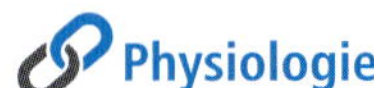

Die Diffusion von Lösungsmittelmolekülen durch selektiv permeable (semipermeable) Membranen wird als **Osmose** bezeichnet. Selektiv permeable Membranen sind für die Teilchen des Lösungsmittels durchlässig, für bestimmte, darin gelöste Teilchen jedoch nicht. Enthält ein Kompartiment (rechte Kammer in ➤ Abb. 2.1) eine höher konzentrierte Glucoselösung als ein anderes (linke Kammer in ➤ Abb. 2.1), so strömt Lösungsmittel wie z. B. H_2O zum Konzentrationsausgleich in die rechte Kammer. Durch diese gerichtete Teilchenbewegung steigt das Volumen in der rechten Kammer an. Dies führt zu einem Anstieg des **hydrostatischen Drucks** (Druck der Wassersäule, welche auf einem Messpunkt lastet) in dieser Kammer. Ist der entstehende hydrostatische Druck gleich der osmotischen Druckdifferenz, findet kein Netto-Wasserstrom mehr statt.

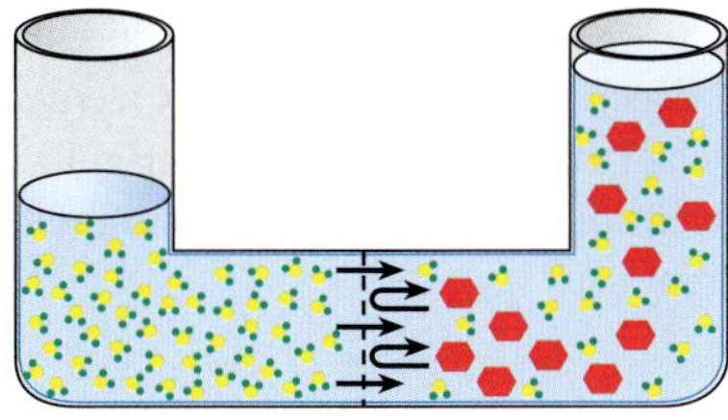

Abb. 2.1 Osmose: Wassermoleküle (grün) diffundieren durch die semipermeable Membran in die Glucoselösung. Die Glucosemoleküle (rot) können die semipermeable Membran nicht durchdringen. [L106]

2.2.1 Osmotischer Druck

Alle in einer Flüssigkeit gelösten Teilchen, die nicht oder nur schlecht durch die semipermeable Membran dringen können, werden als osmotisch wirksame Teilchen bezeichnet. Ihre Konzentration ist nach der **Van't-Hoff-Gleichung** proportional zum osmotischen Druck Π der Lösung:

$$\Pi = c \times \sigma \times R \times T$$

(c = Teilchenkonzentration, σ = Reflexionskoeffizient, R = allgemeine Gaskonstante, T = Temperatur).

Der Reflexionskoeffizient σ gibt dabei an, welcher Anteil einer Teilchensorte an der Membran reflektiert wird, diese also nicht durchdringen kann. Ein Reflexionskoeffizient von 1 bedeutet, dass die Membran komplett undurchlässig für diese Teilchensorte ist (z. B. Proteine). Ist der Reflexionskoeffizient 0, so ist die Membran komplett durchlässig für die Teilchensorte. Nach der Van't-Hoff-Gleichung beträgt der osmotische Druck, der durch diese Teilchensorte hervorgerufen wird, 0 Pa. Es handelt sich folglich um osmotisch inaktive Teilchen. Die typische Zellmembran ist für folgende Stoffe/Teilchen zunehmend gut permeabel: $Na^+ < K^+ < Cl^- <$ Glucose < Tryptophan < Glyzerin < Harnstoff < H_2O.

2.2.2 Iso-, Hyper- und Hypotonie

Bei der Verabreichung von Infusionslösungen spielen osmotische Gleichgewichte an den Zellmembranen des Patienten eine lebenswichtige Rolle. Im Körper beträgt die Osmolalität des Blutplasmas 280–295 mosmol/kg. Lösungen, welche die gleiche Osmolalität wie Plasma besitzen, werden als **isoton** bezeichnet. **Hypotone** Lösungen weisen eine geringere, **hypertone** Lösungen eine größere Osmolalität als Plasma auf.

MERKE
Eine 0,9-prozentige NaCl-Lösung ist isoton. Sie wird daher auch als physiologische Kochsalzlösung bezeichnet.

2.2.3 Kolloidosmotischer Druck

Der durch die Plasmaproteine entstehende osmotische Druck wird als **kolloidosmotischer Druck (onkotischer Druck)** bezeichnet. Er beruht auf der großen Wasserbindungskapazität von Eiweißen. 60 % der Plasmaproteine sind Albumine: Sie erzeugen etwa 80 % des kolloidosmotischen Drucks.

MERKE
Der **kolloidosmotische Druck** des Plasmas beträgt 25 mmHg (33 hPa).

Im interstitiellen Raum fehlen Plasmaproteine, da sie aufgrund ihrer Größe in den Kapillaren nicht filtriert werden können. Der kolloidosmotische Druck beträgt dort 0 mmHg. Er ist die wesentliche Triebkraft für die Wasserrückresorption im venösen Schenkel der Kapillaren.

MERKE
Veränderungen der Plasmaosmolalität ziehen Flüssigkeitsverschiebungen zwischen den Flüssigkeitsräumen des Körpers aufgrund osmotischer Prozesse nach sich. So verdünnt etwa starkes Schwitzen verbunden mit der Aufnahme einer großen Menge an hypotonem Leitungswasser das Plasma (Plasmahypotonie). Folglich strömt Wasser durch die Zellmembranen in die Körperzellen ein und lässt sie anschwellen. Dies kann insbesondere im ZNS zu einem lebensgefährlichen **Hirnödem** führen, bei dem sich Hirnanteile im knöchernen Schädel einklemmen können.

2.2.4 Solvent drag

Durch den Solvent drag werden kleinste Teilchen durch die Strömung eines Lösungsmittels mitgerissen. Er kommt z. B. bei der parazellulären Resorption von Wasser in Darm und Niere vor.

CHECK-UP
- Definiere und erkläre den Vorgang der Osmose!
- Was versteht man unter dem osmotischen Druck?
- Wie hoch ist der kolloidosmotische Druck des Blutplasmas?

Jetzt bist du dran!

Überblick gewinnen

Notiere dir ca. 5 Stichwörter aus diesem Unterkapitel.

2.3 Stofftransport

Thomas Wenisch, Vorauflage: Björn Jacobi

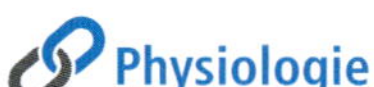

2.3.1 Prinzipien des Stofftransports

Brown-Molekularbewegung: Eine ungerichtete Bewegung, die Kinetische Energie der Teilchen (z. B. Atomen, Molekülen, Ionen) nimmt mit der Temperatur zu.

Diffusion Die Bewegung von Teilchen entlang von Konzentrationsgradienten, z. B. die Verteilung eines Farbstoffs nach Eintropfen in eine stehende Flüssigkeit. Im Fall von geladenen Teilchen (Ionen) spielen auch elektrische Potenzialdifferenzen über Membranen eine entscheidende Rolle. Sie werden mit der Konzentrationsdifferenz der Ionen über die Membran zu einem **elektrochemischen Gradienten** zusammengefasst.

Konvektion Bewegung von Teilchen aufgrund Flüssigkeits- oder Gasströmungen, z. B. Blutkreislauf im Körper.

Ultrafiltration Stofftransport aufgrund von hydrostatischen Druckdifferenzen (Kapillaren).

Zu beachten ist, dass sich Teilchen stets auch entgegen der Nettotransportrichtung, also „bergauf" bewegen, der Bruttotransport entlang des Gradienten aber überwiegt. Innerhalb des menschlichen Organismus sind Diffusionsprozesse über Membranen hinweg von besonderer Bedeutung. Solche Transportprozesse werden in der Physiologie in passive und aktive Transportprozesse eingeteilt:

- **Passive Transportprozesse** erfolgen entlang bestehender Gradienten.
- **Aktive Transportprozesse** benötigen Energie, die direkt oder indirekt in Form von Adenosintriphosphat (ATP) bereitgestellt wird.

Stofftransport durch Membranen

Biomembranen bestehen aus einer **Lipiddoppelschicht** (Bilayer) von etwa 5–9 nm Dicke. Zudem sind Proteine in diese Lipiddoppelschicht eingebettet oder peripher assoziiert. Kohlenhydrate kommen nur auf der Außenseite der Zellmembran vor, gebunden an Lipide oder Proteine. Membranen sind aufgrund ihres hydrophoben Inneren perfekte elektrische Isolatoren, da sie von Ionen nur durch spezielle Transportproteine passiert werden können.

2.3.2 Diffusion

Die Diffusion zwischen zwei voneinander abgetrennten Kompartimenten beschreibt das **Fick-Diffusionsgesetz:**

$$J = D \times \frac{A}{d} \times \Delta c$$

(J = Diffusionsfluss [mol/s], D = Diffusionskoeffizient [m^2/s], A = Diffusionsfläche [m^2], d = Diffusionsstrecke [m], Δc = Konzentrationsgradient [mol/m^3]).

Der Diffusionskoeffizient hängt ab von dem diffundierenden Stoff, dem Lösungsmittel, der Trennschicht und der Temperatur. D/d $\frac{D}{d}$ kann zur **Permeabilitätskonstanten** P [m/s] zusammengefasst werden. Sie gibt Auskunft darüber, wie gut ein Stoff eine Membran durchqueren kann:

$$J = P \times A \times \Delta c$$

Diffundiert ein Gas in eine Flüssigkeit, wie z. B. beim Gasaustausch in der Lunge, ist der Löslichkeitskoeffizient des Gases in der Flüssigkeit zu berücksichtigen (**Henry-Gesetz**):

$$c = p \times a$$

(c = Konzentration des Gases, p = Partialdruck [bar], α = Löslichkeitskoeffizient des Gases im Lösungsmittel [mol/bar/l]).

Wenn, wie beim Gasaustausch in der Lunge, die Partialdruckdifferenz des diffundierenden Gases die treibende Kraft für den Stoffaustausch ist, setzt man diese in das Diffusionsgesetz ein, wobei sich D proportional zum Krogh-Diffusionskoeffizient K (Diffusionsleitfähigkeit) ändert:

$$J = K \times \frac{A}{d} \times \Delta p$$

MERKE

In der Lunge kann eine **interstitielle Fibrose** zu einer verlängerten Diffusionsstrecke für den Gasaustausch führen. Dies beeinträchtigt den Diffusionsstrom von O_2 und CO_2. Klinisch kann dies zu Dyspnoe und Leistungsschwäche führen. Laborchemisch lassen sich ein verminderter O_2-Partialdruck (pO_2) und ein erhöhter CO_2-Partialdruck (pCO_2) in der Blutgasanalyse nachweisen.

Die einfache Diffusion folgt einer **linearen Transportcharakteristik:** Die Transportgeschwindigkeit (Diffusionsfluss) ist proportional zur Konzentration des zu transportierenden Moleküls (➤ Abb. 2.2). Poren und Kanäle können die einfache Diffusion von Stoffen ermöglichen, die aufgrund ihrer Ladung oder Größe keine hohe Membranpermeabilität besitzen.

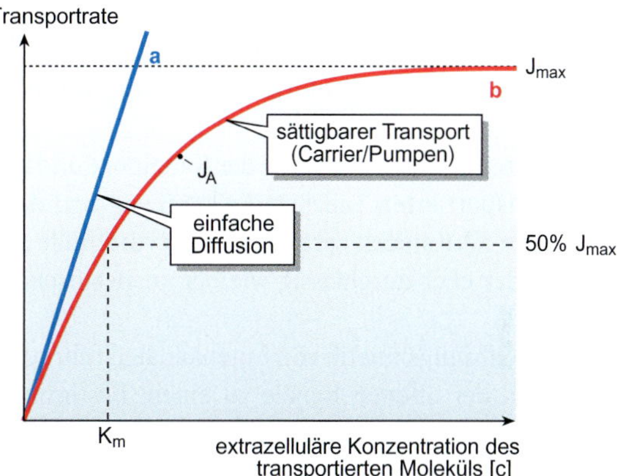

Abb. 2.2 Abhängigkeit der Transportgeschwindigkeit von der Konzentration des zu transportierenden Stoffs. Einfache Diffusion zeigt eine lineare Kinetik **(a)**, erleichterte Diffusion und aktiver Transport weisen eine Sättigungskinetik auf **(b)**. [L106]

Poren

Poren sind ständig offene, wassergefüllte, in den Membranen liegende Transportkanäle. Sie können eine bestimmte Substratspezifität besitzen. Beispiele sind:

- **Aquaporine** (Wasserkanäle) der Zellmembran
- Porine der äußeren Mitochondrienmembran
- Membrane attack complex (MAC) des Komplementsystems
- Kernporenkomplexe der Kernhülle.

Während die Aquaporine der Zellmembran nur H_2O-Moleküle passieren lassen, können die Kernporenkomplexe von sämtlichen niedermolekularen Stoffen und Proteinen bis zu einem Molekulargewicht von 60 kD durchdrungen werden.

Kanäle

Kanäle sind membrandurchspannende Röhren, die vor allem den schnellen Transport von Ionen vermitteln. Sie ermöglichen schnelle Veränderungen des Membranpotenzials und damit die Generierung elektrischer Signale. Kanäle zeichnen sich durch eine komplexe Funktionsweise aus, die sich auch in ihrer molekularen Bauweise abzeichnet (➤ Abb. 2.3a). Sie besitzen die funktionellen Bereiche:

Tor (Gate) Hält den Kanal normalerweise geschlossen – im Gegensatz zu Poren.

Regulatorische Domäne Führt den Kanal vom geschlossenen (inaktiven) in den offenen (aktiven) Zustand über. Die Domäne kann unterschiedlich aktiviert werden:

- Extra- oder intrazellulare Liganden (ligandengesteuerte Ionenkanäle)
- Mechanische Reize
- Änderungen des Membranpotenzials (spannungsabhängige Ionenkanäle)
- Physikalische Faktoren wie Wärme, Kälte, Osmolarität

Bei spannungsabhängigen Ionenkanälen ist die regulatorische Domäne ein **Spannungssensor,** bestehend aus geladenen Aminosäureresten.

Inaktivierungsdomäne Führt den Kanal vom offenen in den geschlossenen Zustand über. Hierfür ist meist ein zytoplasmatischer Kanalabschnitt verantwortlich, der die Pore von innen verschließt.

Selektivitätsfilter Sitzt im Inneren der Kanalpore und bestimmt die Art der transportierten Teilchen. Er kann eng und damit sehr selektiv sein – in K^+-Kanälen wird sogar die Hydrathülle der Ionen abgestreift – oder eher durchlässig wie bei unspezifischen Kationenkanälen.

Die schnelle Öffnungskinetik von Ionenkanälen führt dazu, dass man den Anteil der offenen Kanäle zu einem bestimmten Zeitpunkt mit dem Begriff der **Offenwahrscheinlichkeit** beschreibt. Bei spannungsabhängigen Ionenkanälen definiert das Membranpotenzial die Offenwahrscheinlichkeit. Eine Depolarisation der Zellmembran über ein Schwellenpotenzial erhöht z. B. die Offenwahrscheinlichkeit von Na^+-Kanälen.

2.3.3 Erleichterte Diffusion

Die Diffusion bestimmter Moleküle und Ionen über Membranen wird durch spezielle Transportproteine (**Carrier**) erleichtert oder erst ermöglicht. Man spricht von erleichterter Diffusion. Carrier binden ihre Fracht auf einer Seite der Membran und ändern dann ihre Konformation – ähnlich wie ein Enzym. Diese Konformationsänderung lässt die Teilchen auf der anderen Seite der Membran wieder frei. Wie die einfache Diffusion ist auch die erleichterte Diffusion ein passiver Transportprozess, der nicht von ATP angetrieben wird, sondern von vorhandenen elektrochemischen Gradienten. Carrier sind substanzspezifisch, können also nur eine oder wenige ähnliche Substanzen über Membranen transportieren. Ein Beispiel für erleichterte Diffusion sind die Saccharid-Transporter der GLUT-Familie. Da sie alle ihre transportierten Stoffe stets in dieselbe Richtung über die Membran transportieren, können sie als **Uniporter** bezeichnet werden.

Die Anzahl der Carriermoleküle innerhalb einer Membran und ihre maximale Transportgeschwindigkeit sind begrenzt: Die erleichterte Diffusion folgt demnach einer Sättigungskinetik (➤ Abb. 2.2).

$$J = \frac{J_{max} \times c}{K_m + c}$$

Die Michaelis-Konstante K_m gibt diejenige Stoffkonzentration an, bei der die Transportrate J halb maximal ist.

MERKE

Der **K_m-Wert** gibt die Affinität eines Stoffs zu seinem Carrier an. Ein hoher K_m-Wert bedeutet eine niedrige Affinität des Carriers für den zu transportierenden Stoff.

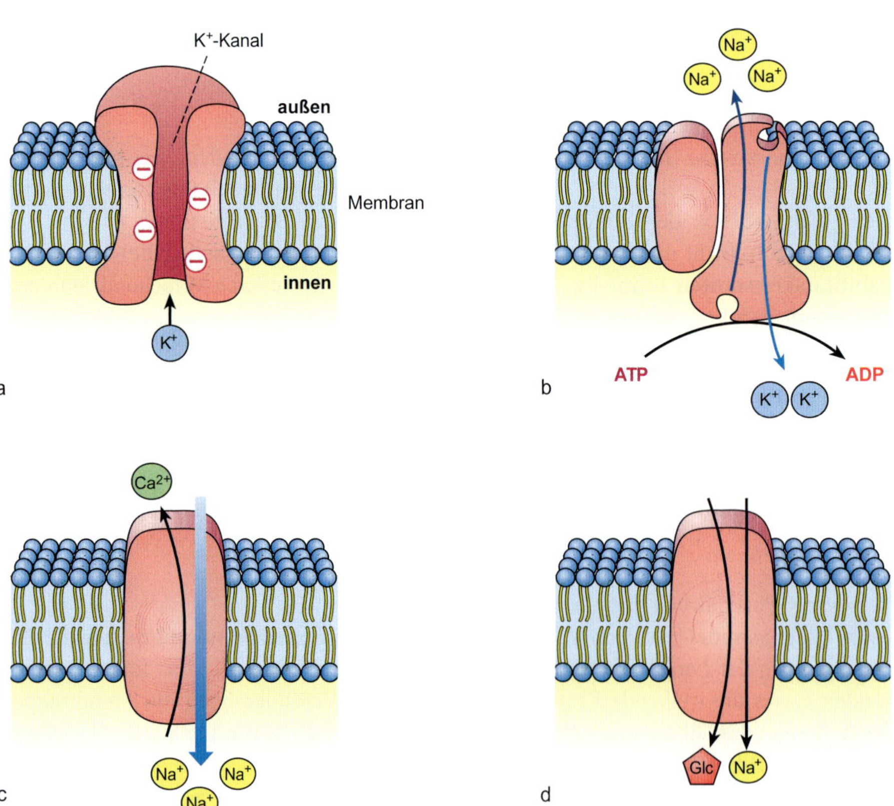

Abb. 2.3 Membrantransporter. K^+-Kanal **(a),** primär-aktive Na^+/K^+-ATPase **(b),** sekundär-aktiver Na^+/Ca^{2+}-Austauscher, NCX **(c),** sekundär-aktiver Na^+/Glucose-Symporter, SGLT2 **(d).** [L106]

2.3.4 Primär aktiver Transport

Als primär aktiv werden Transportvorgänge bezeichnet, die direkt an die ATP-Hydrolyse (ATP → ADP + P_i) als Energiequelle gebunden sind (➤ Abb. 2.3b). Es wird ein Stoff entgegen seinem elektrochemischen Gradienten transportiert. Verantwortlich sind wie im Fall der erleichterten Diffusion Carrier, die jedoch zusätzlich ATPase-Eigenschaft besitzen. Sie werden als **Pumpen** bezeichnet. Der primär aktive Transport zeichnet sich ebenfalls durch eine absättigbare Kinetik aus. In der Regel arbeiten Pumpen langsamer als Carrier, da sie ATP-induzierte Konformationsänderungen an den eigentlichen Transportvorgang koppeln.

Na^+/K^+-ATPase

Die Na^+/K^+-ATPase treibt als wichtigster primär aktiver Transporter die meisten Ionentransporte über zelluläre Membranen an. Sie bedingt eine Ionenungleichverteilung über die Zellmembranen (➤ Tab. 2.1) und verbraucht ca. ⅓ der Gesamtenergie einer Zelle in Ruhe. Dieser ATP-Verbrauch wird von der Na^+/K^+-ATPase dazu genutzt, drei Na^+-Ionen aus der Zelle zu schleusen und im Gegenzug zwei K^+-Ionen zu importieren (➤ Abb. 2.3b). Aufgrund dieser Stöchiometrie ist die Na^+/K^+-ATPase ein **elektrogener Transporter:** Pro Transportzyklus wird netto eine positive Ladung auf die Außenseite der Zelle gebracht. Steigt die intrazellulare Na^+-Konzentration an, so steigert sich die Leistung der Na^+/K^+-ATPase. Experimentell kann sie selektiv durch Ouabain gehemmt werden. Ihr Ausfall z. B. durch Hypoxie nach Ischämien führt zu einer intrazellularen Akkumulation von Na^+-Ionen mit konsekutiver Zellschwellung.

Calciumpumpen

Ca^{2+}-Pumpen existieren in der Zellmembran und in den Membranen des ER. Letztere werden als **SERCA** (sarko- und endoplasmatisches Retikulum Ca^{2+}-ATPasen) bezeichnet.

V-Typ-ATPasen

Vesikuläre ATPasen säuern membranumhüllte zelluläre Vesikel mit Protonen an, die sie primär aktiv importieren. Der hohe **Protonengradient** ermöglicht konsekutiv den sekundär aktiven Import von Substanzen, die in das Vesikel aufgenommen werden sollen, wie z. B. Neurotransmitter.

Tab. 2.1 Ionenverteilung zwischen intra- und extrazellularem Milieu

Ion	Intrazellulare Konzentration [mmol/l]	Extrazellulare Konzentration [mmol/l]	Konzentrationsverhältnis intra : extra	Gleichgewichtspotenzial [mV]
Na^+	15	150	1 : 10	+60
K^+	150	5	30 : 1	–90
Ca^{2+}	10^{-4}	1	1 : 10^4	+120
Cl^-	6	120	1 : 20	–80

H^+/K^+-ATPasen

H^+/K^+-ATPasen säuern den Magensaft durch einen ATP-getriebenen Export von Protonen in das Magenlumen an. Im Gegenzug werden K^+-Ionen in die Zelle transportiert. Sie befinden sich in der apikalen Membran von Belegzellen und können durch **Protonenpumpeninhibitoren (PPI)** gehemmt werden.

2.3.5 Sekundär aktiver Transport

Sekundär aktive Transportmechanismen nutzen die durch primär aktiven Transport aufgebauten Ionengradienten, andere Stoffe entgegen dem Konzentrationsgradienten zu transportieren. Damit wird die Energie eines bestehenden Ionengradienten verwendet, um einen anderen aufzubauen. Viele dieser sekundär aktiven Transportmechanismen nutzen den durch die Na^+/K^+-ATPase generierten Na^+-Gradienten. Ein Beispiel sind die Glucosetransporter der SGLT-Gruppe, welche die Glucoseresorption in Darm und Niere bewerkstelligen (➤ Abb. 2.3d). Sekundär aktiver Transport kann in Form von Sym- oder Antiport stattfinden und wird durch Carrier vermittelt.

2.3.6 Tertiär aktiver Transport

Tertiär aktive Transportprozesse beziehen die Energie für den Transport entgegen einem Gradienten einer Substanz aus dem sekundär aktiven Transport einer anderen. So erfolgt z. B. die Resorption von kurzen Peptiden (Di- und Tripeptide) im Darm durch H^+-Symport. Die hierfür notwendigen Protonen stammen aus dem sekundär aktiven Na^+/H^+-Antiport, der wiederum von der Na^+/K^+-ATPase angetrieben wird.

CHECK-UP

- Nenne verschiedene Beispiele für aktive und passive Transportprozesse!
- Was unterscheidet primär-, sekundär- und tertiäraktiven Transport voneinander?
- Was bedeutet der K_m-Wert von Carrier-Molekülen?

Jetzt bist du dran!

Überblick gewinnen

Notiere dir ca. 5 Stichwörter aus diesem Unterkapitel.

2.4 Exo- und Endozytose

Thomas Wenisch

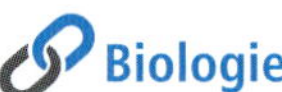

Der Begriff Endozytose beschreibt die Aufnahme von Stoffen in die Zelle, Exozytose das Ausschleusen von Stoffwechselprodukten aus der Zelle.

2.4.1 Exozytose

Vom Golgi-Komplex (➤ Kap. 1.7) abgeschnürte **Transportvesikel** wandern entlang der Fasern des Zytoskeletts zur Zellmembran. Beide Membranen verschmelzen und dabei wird der Inhalt der Vesikel in den Extrazellulärraum entleert. Auf diese Weise werden Makromoleküle der Zelle ausgeschleust. Der Vorgang wird als **Exozytose** bezeichnet (➤ Abb. 2.4).

Es werden zwei Hauptformen der Exozytose unterschieden: die konstitutive und die regulierte Exozytose.

Konstitutive Exozytose

Konstitutive Exozytose ist der ständige Fluss von Vesikeln aus dem trans-Golgi-Netz zur Zellmembran. Es werden kontinuierlich Proteine ausgeschleust.

Regulierte Exozytose

Regulierte Exozytose ist ein Mechanismus in Zellen, die auf Sekretion spezialisiert sind. In der Nähe der Zellmembran sammeln sich sekretorische Vesikel an. Erst auf ein Signal hin wird der Inhalt der sekretorischen Vesikel nach außen abgegeben. Die regulierte Exozytose wird durch Annexine, eine Klasse kalziumbindender Proteine, induziert.

Apozytose

Der Exozytose verwandt ist die Apozytose. Als Apozytose wird die Abschnürung von Vesikeln oder die Abspaltung von ganzen Zellteilen bezeichnet. Hier werden aus der Plasmamembran Vesikel gebildet, die Stoffe aus dem Zytoplasma in den Extrazellulärraum transportieren. Apozytose findet statt:

- In den apokrinen Drüsen, d.h. bei der Sekretion von Milchfett in den Milchdrüsen oder Duftstoffen in den Schweißdrüsen.
- Beim Ausstoßen des Zellkerns bei der Reifung der Erythrozyten.
- Beim Ausschleusen von Viruspartikeln.
- Bei der Bildung von Matrixvesikeln bei der Kalzifizierung von Knochen und Zähnen.

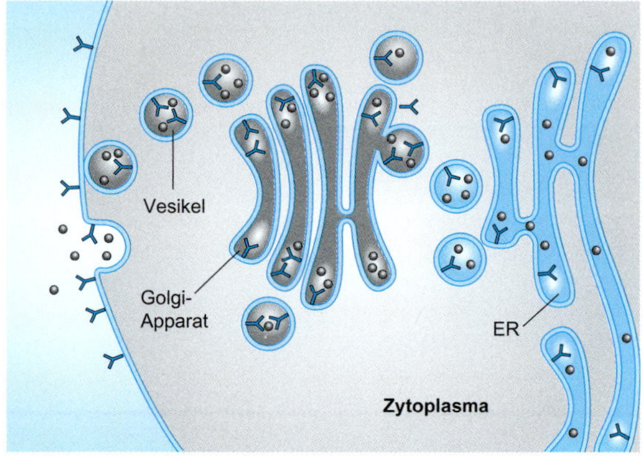

Abb. 2.4 Exozytose [L253]

CHECK-UP
Beschreibe die Vorgänge der Exozytose.

2.4.2 Endozytose

Durch Endozytose nimmt eine Zelle Makromoleküle oder größere Partikel auf. Die Endozytose kann als Umkehrung der Exozytose angesehen werden.

Sie beginnt mit der Einstülpung der Plasmamembran. Es bilden sich Vesikel, die entlang des Zytoskeletts weiter in das Zellinnere wandern.

Die bei der Endozytose gebildeten Vesikel werden als **Endosomen** bezeichnet.

Es werden drei Formen der Endozytose unterschieden:

- Rezeptorvermittelte (spezifische) Endozytose,
- Pinozytose und
- Phagozytose.

Rezeptorvermittelte Endozytose

Rezeptorvermittelte Endozytose dient der selektiven Aufnahme von Stoffen in einer angereicherten, hohen Konzentration. An der Oberfläche der Zelle befinden sich stoffspezifische Rezeptorproteine. An dicht mit Rezeptoren besetzten Stellen der Zelloberfläche wird eine wesentlich höhere Stoffkonzentration erreicht als in der freien extrazellulären Flüssigkeit.

Auf der Innenseite der mit Rezeptoren besetzten Regionen der Plasmamembran lagert sich ein Geflecht des Proteins **Clathrin** an. Nachdem die Rezeptoren von ihren Zielmolekülen besetzt wurden, dellt sich die Plasmamembran ein und es bilden sich die sog. **Coated Pits** oder Stachelsaumgruben (➤ Abb. 2.5).

Nach dem Abschnüren des Endosoms durch das Protein **Dynamin** wird die Innenseite der Zellmembran zur Außenseite des Endosoms. Das Äußere des Vesikels ist mit einem Geflecht aus Clathrin überzogen. Man spricht deshalb von **Coated Vesicles** oder **Stachelsaumvesikeln.**

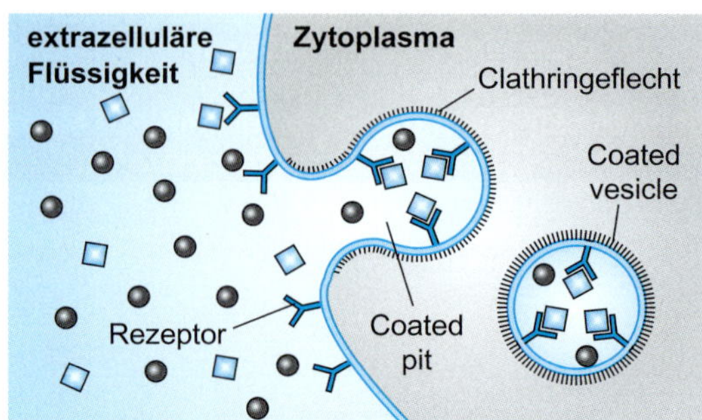

Abb. 2.5 Rezeptorvermittelte Endozytose [L253]

Pinozytose

Pinozytose ist eine unspezifische Aufnahme extrazellulärer Flüssigkeit und der darin gelösten Substanzen. Kleine Membranvesikel schleusen einen Tropfen der extrazellulären Flüssigkeit ein (➤ Abb. 2.6). Konzentration und Zusammensetzung des Vesikelinhalts gleichen dem extrazellulären Milieu.

Phagozytose

Phagozytose ist die Aufnahme von Partikeln in die Zelle. Zur Phagozytose fähig sind amöboid bewegliche Fresszellen. Dies sind im Immunsystem Makrophagen, Monozyten und Granulozyten. Die Membran der Fresszelle bildet Ausstülpungen, sog. **Pseudopodien,** die den Fremdkörper umschließen und in das Zellinnere aufnehmen (➤ Abb. 2.7).

Das Vesikel mit dem inkorporierten Partikel kann eine beträchtliche Größe erreichen. Große Vesikel (> 250 nm) werden als **Vakuolen** bezeichnet.

Im Zytoplasma verschmilzt die Vakuole mit mehreren Lysosomen, deren Hydrolasen den Partikel dann verdauen.

Die Phagozytose spielt eine wichtige Rolle bei der Abwehr von Bakterien und der Beseitigung von Fremdstoffen.

Transzytose

Werden Stoffe durch eine Zelle hindurchgeschleust, so werden sie auf der einen Seite der Zelle aufgenommen und auf der anderen Seite wieder abgegeben. Diese Kombination aus Endozytose und Exozytose wird als **Transzytose** (auch Zytopempsis) bezeichnet. Sie ist typisch für die Zellen des Dünndarmepithels.

CHECK-UP
- Beschreib die Vorgänge der Endozytose.
- Was sind Coated Pits?

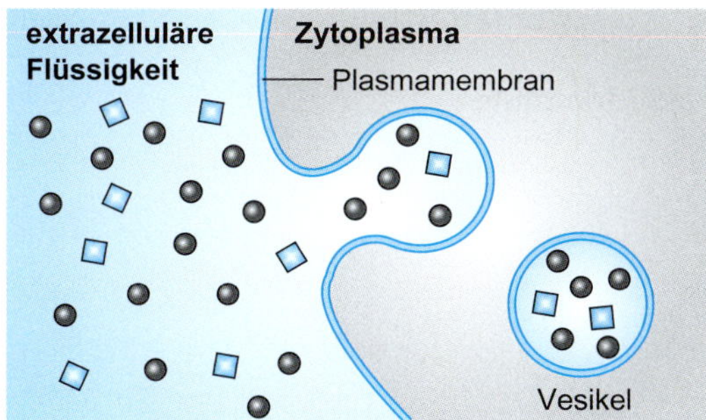

Abb. 2.6 Pinozytose [L253]

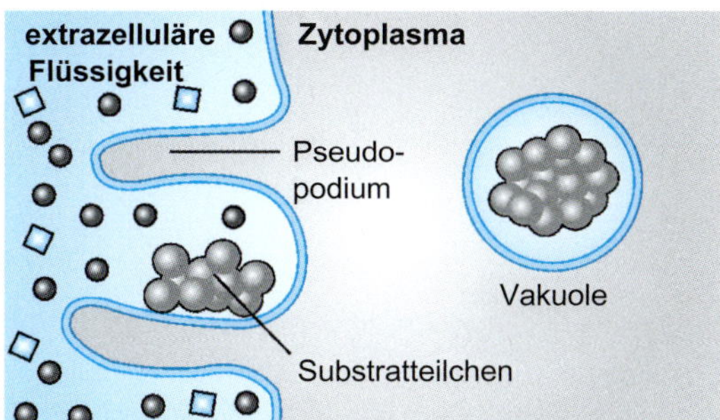

Abb. 2.7 Phagozytose [L253]

Jetzt bist du dran!

Überblick gewinnen

Notiere dir ca. 5 Stichwörter aus diesem Unterkapitel.

2.5 Intrazellulärer Transport

Thomas Wenisch, Vorauflage: Björn Jacobi

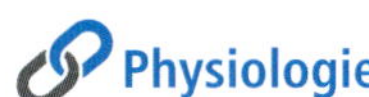
Physiologie

Auch in der Zelle finden Transportprozesse zwischen den einzelnen Kompartimenten und Organellen statt. Insbesondere Proteine müssen ihren Wirkungsort in der Zelle erreichen. Hierfür besitzen sie spezielle Aminosäuresequenzen **(Lokalisationssequenzen)** oder posttranslationale Veränderungen, wie z. B. **Mannose-6-Phosphat** als Lokalisationssignal für den Transport in Lysosome. Der Transport erfolgt entweder per Diffusion oder entlang von Schienensystemen – Mikrotubuli oder Aktinfilamente – assoziiert mit speziellen Motorproteinen.

- Mikrotubuli: Motorproteine sind Kinesine und Dyneine. Kinesine wandern mit ihrer Fracht meist in Richtung des Plus-Endes, Dyneine in Richtung des Minus-Endes. Mikrotubuli und die assoziierten Motorproteine bilden die molekulare Grundlage für schnelle Transportvorgänge (20–40 cm/d) in den Axonen, um die Nervenendigungen zu versorgen.
- Aktifilamente: Motorproteine sind Myosine. Sie transportieren molekulare Fracht in Richtung des Plus-Endes. Zudem sind durch die Aktin-Myosin-Interaktion Bewegungen ganzer Zellen möglich, z. B. Muskelkontraktion.

CHECK-UP
- Nenne Beispiele für Transportvorgänge innerhalb einer Zelle.
- Wie kann eine Zelle Stoffe aus ihrer Umwelt aufnehmen oder an diese abgeben?

Jetzt bist du dran!

Überblick gewinnen

Notiere dir ca. 5 Stichwörter aus diesem Unterkapitel.

Jetzt bist du dran!

Zeichenaufgabe

Zeichne eine Zellmembran und die wichtigsten Elemente für den Stofftransport.
Welche Arten des Stofftransportes gibt es? Füge die Transportarten deiner Zeichnung hinzu.
Wie werden Makromoleküle auf Zellebene transportiert? Zeichne auch hier Beispiele.

Anregungen zur weiteren Wiederholung

Zeichne das Prinzip der Osmose bei iso-, hyper- und hypotonen Infusionslösungen.

Überblick gewinnen

Nutze deine gesammelten Stichwörter für eine Mindmap oder eine gegliederte Stichwortliste.

KAPITEL

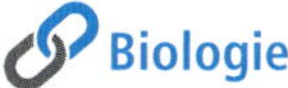

3 Signaltransduktion

Die Zellen eines jeden Organismus kommunizieren miteinander. Signalgebende Zellen senden Botenstoffe aus, die von spezifischen Rezeptorproteinen der signalempfangenden Zellen erkannt werden und dort Reaktionen auslösen.

- **Endokrine** Zellen geben Hormone in die Blutbahn ab. Diese Botenstoffe verteilen sich im gesamten Organismus und erreichen auch weit entfernte Zielgewebe.
- **Parakrine** Zellen geben regulatorisch wirkende Substanzen in den interstitiellen Raum ab. Die Botenstoffe verteilen sich in der unmittelbaren Umgebung und wirken daher nur lokal.
- **Autokrine** Signalübertragung ist ein Weg der Selbstregulation. Die Zelle gibt einen Botenstoff ab, der auf sie selbst wirkt.

Nur einige der Botenstoffe entfalten ihre Wirkung direkt. In anderen Fällen löst das äußere primäre Signal in der Zelle zunächst ein sekundäres Signal aus, das einen intrazellulären Botenstoff aktiviert, einen **Second Messenger.** Diese Umwandlung von einem Signal in ein anderes wird als **Signaltransduktion** bezeichnet.

MERKE

Oft findet eine ganze Kette von Signalübertragungen statt, bis in der Zielzelle schließlich die gewünschte Reaktion auftritt. In der Regel findet durch eine solche **Signalkaskade** eine Verstärkung statt, sodass schon wenige extrazelluläre Signalmoleküle eine starke Reaktion der Zielzelle auslösen. Durch eine Verteilung innerhalb der Signalkaskade kann ein primäres Signal gleichzeitig mehrere Reaktionen in der Zielzelle auslösen.

Daneben ist auch eine kontaktabhängige Signalübertragung durch direkte Zell-Zell-Kontakte möglich, denn durch **Gap Junction** sind Zellen elektrisch und chemisch miteinander gekoppelt.

Im Nervensystem wird ein Signal entlang der Nervenzelle elektrisch weitergeleitet und an den Schaltstellen zwischen den Neuronen, den Synapsen, durch chemische Botenstoffe, die **Neurotransmitter,** übertragen.

3.1 Signalmoleküle

Thomas Wenisch

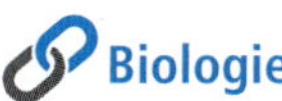

Abhängig von der Art der Signalmoleküle unterscheidet sich der Weg der Signaltransduktion:

- **Steroidhormone,** Kalzitriol und die Schilddrüsenhormone sind lipophil. Sie durchdringen die Zellmembran und binden im Zytoplasma an einen für den jeweiligen Botenstoff spezifischen Rezeptor. Erst der Hormonrezeptor-Komplex besitzt eine regulierende Wirkung. Der Komplex wandert durch die Kernporen in den Zellkern, wo er die Transkription der DNA modifiziert und damit die Proteinbiosynthese steuert.
- **Peptidhormone** docken an Rezeptoren an der Außenseite der Zellmembran an und lösen damit eine intrazelluläre Signalkaskade aus.
- **Ionen** und **kleine Moleküle** können über Gap Junction zwischen Zellen ausgetauscht werden. Die Zellen sind elektrisch sowie im pH-Wert gekoppelt.
- Nervenzellen sind an den **Synapsen** durch einen kleinen Zwischenraum, den **synaptischen Spalt,** getrennt. Die signalgebende Zelle entlässt durch Exozytose chemische Botenstoffe. Diese Neurotransmitter binden an Rezeptoren der Empfängerzelle.

CHECK-UP

Wie unterscheidet sich die Signaltransduktion von Peptid- und Steroidhormonen?

Jetzt bist du dran!

Überblick gewinnen

Notiere dir ca. 5 Stichwörter aus diesem Unterkapitel.

3.2 Signalrezeptoren

Thomas Wenisch

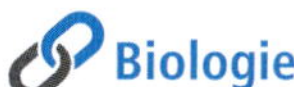

Hydrophile Signalmoleküle binden an membrangebundene Signalrezeptoren auf der Zelloberfläche. Die Rezeptorproteine lassen sich einteilen in:

- Ionengekoppelte Rezeptoren
- G-Protein-gekoppelte Rezeptoren
- Enzymgekoppelte Rezeptoren

3.2.1 Ionengekoppelte Rezeptoren

Ionengekoppelte Rezeptoren sind **Ionenkanäle,** die durch Liganden gesteuert werden. Ein Signalmolekül bindet an ein Transmembranprotein. Dieses ändert daraufhin seine Konformation und öffnet oder schließt einen Kanal für eine bestimmte Sorte von Ionen, Na^+, K^+, Ca^{2+} oder Cl.

3.2.2 G-Protein-gekoppelte Rezeptoren

Viele Signalmoleküle nutzen **G-Protein-gekoppelte Rezeptoren.** Diese Rezeptoren durchspannen die Zellmembran mit sieben α-Helices. Zwischen den Helices faltet sich die Polypeptidkette zu Schleifen, an denen an der Zelloberfläche spezifisch die Signalmoleküle binden und an der Innenseite der Membran ein **G-Protein.**

G-Proteine sind eine Molekülfamilie, die Guaninnukleotide binden. Sie fungieren wie ein Schalter, dessen Stellung davon abhängt, ob das Protein Guanosindiphosphat (GDP) oder Guanosintriphosphat (GTP) gebunden hat. Mit gebundenem GTP ist das G-Protein aktiv, mit GDP inaktiv.

G-Proteine nehmen eine Schlüsselrolle in der Signaltransduktion zwischen dem Rezeptorsystem und den Second Messengern ein.

3.2.3 Enzymgekoppelte Rezeptoren

Die **enzymgekoppelten Rezeptoren** sprechen auf **Wachstumsfaktoren** an, die als extrazelluläre Signale die Zellen zur Teilung anregen.

Auch diese Rezeptoren sind Transmembranproteine. Nachdem der Rezeptor den Liganden gebunden habt, gewinnt der ins Zytoplasma ragende Teil des Rezeptors enzymatische Aktivität.

Die meisten enzymgekoppelten Rezeptoren gehören zur Klasse der **Tyrosinkinase-Rezeptoren.** Ihr enzymatischer Teil katalysiert die Übertragung eines Phosphats von ATP auf die Aminosäure Tyrosin eines Substratproteins.

3.2.4 Nukleäre Rezeptoren

Hydrophobe Signalmoleküle wie **Steroidhormone** und **Schilddrüsenhormone** durchdringen Membranen ungehindert und binden an intrazelluläre Rezeptoren, den sog. **nukleären Rezeptoren.** Diese dimerisieren nach Ligandenbindung, wandern in den Zellkern und beeinflussen dort als **Transkriptionsfaktoren** direkt die Genexpression.

CHECK-UP

- Wie ist der Signalweg bei endokrinen, parakrinen und autokrinen Zellen?
- Was ist ein Second Messenger?
- Welche Arten von Signalmolekülen und Signalrezeptoren kennst du?

Jetzt bist du dran!

Überblick gewinnen

Notiere dir ca. 5 Stichwörter aus diesem Unterkapitel.

3.3 Signalkaskaden

Thomas Wenisch

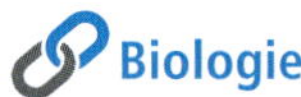

Zusammenfassend wird ein extrazellulärer chemischer oder physikalischer Reiz in der Zelle übertragen, dort modifiziert und verstärkt. Er wirkt auf unterschiedliche zellulare Effektorsysteme, bis ggf. hin zur Genexpression. Eine solche **Signaltransduktionskette** wird auch als **Signalkaskade** bezeichnet. Negative Rückkopplungsschleifen in den Signalpfaden adaptieren die zellulären Effekte. Zum Teil überkreuzen sich die Signalketten, beeinflussen sich gegenseitig und bilden komplexe **Signalnetzwerke.**

Nachfolgend sind wichtige, häufig gefragte Signalkaskaden nochmals näher beschrieben.

3.3.1 Rezeptor-Tyrosinkinasen

Die membranständigen Rezeptor-Tyrosinkinasen (RTK) besitzen eine intrinsische Tyrosinkinaseaktivitat. Nach der Bindung eines Liganden bilden sie **Dimere** aus. Typische Liganden sind Wachstumsfaktoren, wie

- EGF,
- PDGF,
- VEGF sowie
- Insulin.

Die beiden zytoplasmatischen Tyrosinkinasedomänen nähern sich nach der Dimerisierung einander an und phosphorylieren sich gegenseitig, die sog. **Transphosphorhorylierung.** An die phosphorylierten Tyrosinreste binden dann lösliche Tyrosinkinasen des Zytosols. Sie werden ebenfalls phosphoryliert und dadurch aktiviert. Somit wird das Signal kaskadenartig ins Zytosol weitergeleitet. Ein wichtiges Signalmolekül in diesen Signalkaskaden ist das kleine G-Protein **RAS.** Es wird durch Bindung von GTP aktiviert. RAS ist in vielen Tumoren durch Mutation und daueraktiv. Es stimuliert die Proliferation der Tumorzellen und unterdrückt die Apoptose.

3.3.2 GPCR-Signaltransduktion

G-Protein-gekoppelte Rezeptoren (GPCR) bilden die bedeutendste Gruppe der Membranrezeptoren in menschlichen Zellen. Es sind inzwischen etwas 800 verschiedene GPCR. Zu ihren Liganden zählen die Transmitter des vegetativen Nervensystems Noradrenalin und Acetylcholin, verschiedene Hormone, Chemokine sowie diverse Geschmacks- und Geruchsstoffe.

Die GPCR assoziieren auf der Innenseite der Zellmembran mit **heterodimeren G-Proteinen.** Bei Ligandenbindung auf der Außenseite binden sie **GTP** und dissoziieren daraufhin in ihre α- und ß-Untereinheiten. Die Untereinheiten bleiben in der Zellmembran verankert und aktivieren Enzyme oder beeinflussen den Öffnungsgrad von **Membrankanälen.**

Das an der Membraninnenseite generierte Signal wird durch **Second-Messenger,** wie zyklisches Adenosinmonophosphat (cAMP) oder Inositol-1,4,5-triphosphat (IP_3) ins Zytosol weitergeleitet.

Es lassen sich grundsätzlich sich drei Signalwege der GPCR unterscheiden:

G_s-gekoppelter GPCR

Die α-Untereinheit aktiviert membranständige Adenylatcyclase → cAMP ↑ → Proteinkinase A (PKA) ↑.

G_i-gekoppelter GPCR

Die α-Untereinheit hemmt membranständige Adenylatcyclase → cAMP ↓ → Proteinkinase A (PKA) ↓.

G_q-gekoppelter GPCR

Die α-Untereinheit aktiviert membranständige Phospholipase Cß → Spaltung des Membranlipids Phosphatidylinositol-4,5-bisphosphat (PIP_2) in Diacylglycerol (DAG) und lösliches IP_3 ↑ → Proteinkinase C ↑ (PKC) ↑ und Ca^{2+} -Freisetzung aus gER ↑.

CHECK-UP

- Wie ist der Signalweg Rezeptor-Tyrosinkinasen?
- Welche Wirkung kann die Mutation des RAS-Proteins haben?
- Beschreibe die wichtigsten G-Protein-gekoppelten Signalkaskaden.

Jetzt bist du dran!

Überblick gewinnen

Notiere dir ca. 5 Stichwörter aus diesem Unterkapitel.

Jetzt bist du dran!

Zeichenaufgabe

Zeichne eine Mindmap. Welche Rezeptortypen gibt es?
Welche Signalmoleküle sind den jeweiligen Rezeptoren zugeordnet?
Wie können Zellen noch miteinander kommunizieren?

Anregungen zur weiteren Wiederholung

Wie verläuft die Signalkaskade weiter? Erweitere deine Mindmap.

Überblick gewinnen

Nutze deine gesammelten Stichwörter für eine Mindmap oder eine gegliederte Stichwortliste.

KAPITEL

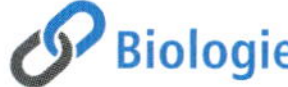

4 Zellzyklus, Zellteilung, Zelltod

4.1 Zellzyklus und Zellteilung

Thomas Wenisch

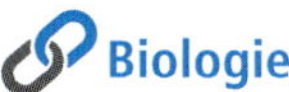

Zellen vermehren sich durch Teilung. Vor der Teilung verdoppelt die Zelle ihre genetische Information und verteilt sie dann auf die beiden entstehenden Tochterzellen.

Jede teilungsaktive Zelle durchläuft kontinuierlich einen Zellzyklus, der in bestimmte Zellzyklusphasen unterteilt wird (➤ Abb. 4.1):

- G_1-Phase
- S-Phase
- G_2-Phase
- M-Phase

G steht für engl. **Gap,** also Lücke oder Zwischenraum. Denn in der Anfangszeit der Zytologie war lange nicht bekannt, welche Vorgänge in dieser Phase in der Zelle ablaufen.

S steht für **Synthese.** In der S-Phase wird DNA synthetisiert und damit die genetische Information der Zelle verdoppelt.

Die M-Phase ist die **Mitose,** hier findet die Zellteilung statt. Keimzellen, also Spermien und Eizellen, besitzen nur den halben Chromosomensatz. Sie entstehen nicht durch Mitose, sondern durch **Meiose,** eine besondere Form der Zellteilung.

Die Stadien G_1, S und G_2 werden zusammen als die **Interphase** der Zelle bezeichnet.

Im Interphasenkern finden sich spezifisch anfärbbare Stellen hoch kondensierten Chromatins, das sog. **Heterochromatin** und das **Barr-Körperchen.** Dieses ist das inaktivierte X-Chromosom weiblicher Körperzellen.

4.1.1 G_1-Phase

In der G_1-Phase findet der normale zellspezifische Stoffwechsel statt. Es ist die Wachstumsphase der Zelle, in der die Zellteilung vorbereitet wird. Die Zellgröße nimmt zu, Zellorganellen, rRNA, tRNA, die Bausteine der Mitosespindel, Histone und die Enzyme zur DNA-Replikation werden synthetisiert.

Die Dauer der G_1-Phase kann stark variieren, von nur wenigen Stunden bis hin zu mehreren Monaten.

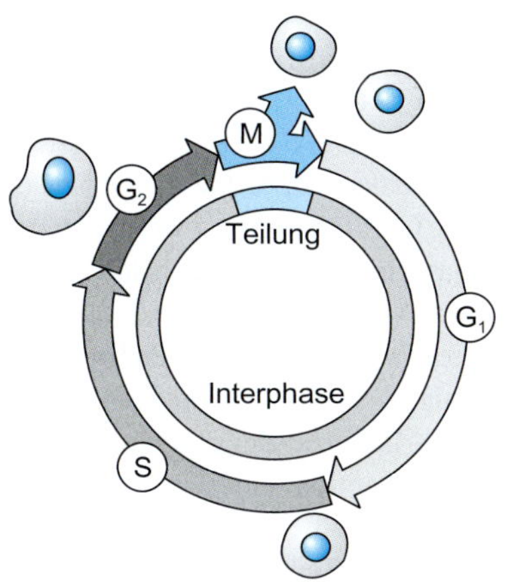

Abb. 4.1 Der Zellzyklus [L253]

4.1.2 S-Phase

Wenn alle Vorbereitungen zum weiteren Durchlaufen des Zellzyklus abgeschlossen sind, wird in der Synthese-Phase die DNA der Zelle verdoppelt. Die S-Phase hat in allen Zellarten eine nahezu konstante Dauer, bei Säugetierzellen etwa 8 Stunden.

4.1.3 G_2-Phase

In der G_2-Phase werden letzte Vorbereitungen zur Zellteilung abgeschlossen. Replikationsfehler der DNA werden repariert und die Zellgröße kann durch Synthese von Zytoplasma und Zellorganellen noch weiter zunehmen. Die Dauer der G_2-Phase hängt von Zelltyp und Umgebungsbedingungen ab, sie beträgt etwa 2–5 Stunden.

4.1.4 M-Phase

In der Mitose werden die beiden durch DNA-Verdopplung gebildeten Schwesterchromatiden der Chromosomen getrennt und auf die Tochterzellen verteilt. Die Mitose dauert etwa 1 Stunde und ist damit deutlich kürzer als die Interphase der Zelle.

4.1.5 G_0-Phase

Wenn Zellen ihre Teilungsaktivität einstellen gehen sie in eine als G_0 bezeichnete Ruhephase über. Hier findet nur der für die normale Zellfunktion im Organismus notwendige Stoffwechsel statt. Es werden keine Vorbereitungen für weitere Zellteilungen getroffen.

MERKE

Die **Interphase** besteht aus:

- G_1-Phase:
  - Zellspezifischer Stoffwechsel
  - Synthese von Zytoplasma, Zellorganellen, rRNA und tRNA
  - Vorbereitung der Zellteilung, Synthese von Polymerasen und der Proteine des Spindelapparats
  - Dauer variabel, abhängig vom Zelltyp Stunden bis Monate
- S-Phase:
  - Replikation der DNA, Verdopplung der Chromatiden
  - Dauer konstant (ca. 8 h)

- G_2-Phase
  - Reparatur von Replikationsfehlern
  - Dauer je nach Zelltyp 2–5 h

4.1.6 Steuerung des Zellzyklus

Der Zellzyklus ist ein sehr komplexer Prozess. Es existieren drei wichtige Kontrollpunkte des Zellzyklus, an denen jeweils geprüft wird, ob ein Prozess abgeschlossen ist, bevor der nächste beginnt (➤ Abb. 4.2).

Wenn an einem der Kontrollpunkte schwere Fehler festgestellt werden, die die Zelle nicht reparieren oder kompensieren kann, wird der programmierte Zelltod, die **Apoptose** eingeleitet.

G1-Kontrollpunkt Der G_1-Kontrollpunkt wird gegen Ende der G_1-Phase durchlaufen und wird auch **Restriktionspunkt** genannt. Hier wird sichergestellt, dass geschädigte DNA nicht repliziert wird. Wenn die Zelle an diesem Punkt ein Startsignal erhält, durchläuft sie den gesamten weiteren Zellzyklus. Bleibt das Signal an dieser Stelle aus, geht die Zelle in die G_0-Phase über. Ein entscheidendes Enzym am G_1-Kontrollpunkt ist das **Protein p53.** Dieses löst bei irreparablen Schäden die Apoptose aus.

G2-Kontrollpunkt Der G_2-Kontrollpunkt wird am Ende der G_2-Phase durchlaufen. Schäden sollen nicht in die Mitose übernommen und an die Tochterzellen weitergegeben werden. Wenn Schäden vorliegen, wird der Eintritt in die Mitose verzögert, sodass in der späten S-Phase oder der G_2-Phase eingetretene DNA-Schäden repariert werden können.

Metaphasenkontrollpunkt Der Metaphasenkontrollpunkt (Spindel-Kontrollpunkt) liegt in der M-Phase. Hier wird die Struktur des Spindelapparats, die korrekte Ausrichtung der Chromosomen und die richtige Verknüpfung der Chromosomen mit den Kinetochoren überwacht. Falls Defekte auftreten, wird die Trennung der Chromosomen verzögert, bis die Fehler in der Mitosespindel behoben sind.

An den Kontrollpunkten des Zyklus wird das Verhalten der Zelle von speziellen Proteinen gesteuert: zyklinabhängigen Kinasen und Zyklinen.

Zyklinabhängige Kinasen (Cyclin Dependent Kinases, CDK) sind phosphatübertragende Enzyme, die den Zellzyklus antreiben. Sie liegen meist in inaktiver Form vor und werden erst durch Zykline aktiviert.

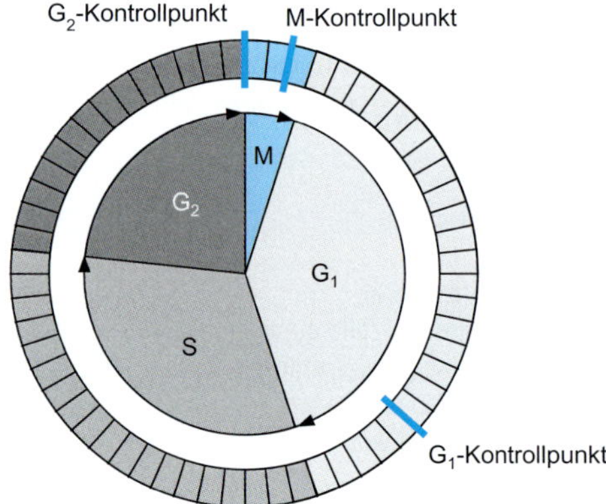

Abb. 4.2 Kontrollpunkte des Zellzyklus [L253]

Zykline besitzen selbst keine enzymatische Aktivität. Sie binden an die zyklinabhängigen Kinasen und bilden mit diesen einen aktiven Komplex. Inzwischen sind mehrere Zykline bekannt. Zyklin B bildet mit der zyklinabhängigen Kinase CDK2 eine aktive Proteinkinase, den **Mitose-Promotor-Faktor** (MPF). MPF phosphoryliert u. a. Lamine und wirkt so bei der Auflösung der Kernlamina mit.

Neben diesen internen Signalen wirken auch externe Signale, z. B. von bestimmten Zellen abgegebene Wachstumsfaktoren, auf die Steuerung des Zellzyklus.

CHECK-UP

- In welche Phasen gliedert sich der Zellzyklus?
- Beschreib die Vorgänge in den einzelnen Zyklusphasen.
- Welche Kontrollpunkte gibt es im Zellzyklus?

Jetzt bist du dran!

Überblick gewinnen

Notiere dir ca. 5 Stichwörter aus diesem Unterkapitel.

4.2 Mitose

Thomas Wenisch

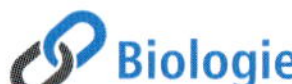

Die Zelle teilt sich in der Mitose. Die Mitose wird in fünf Stadien unterteilt:

1. Prophase
2. Prometaphase
3. Metaphase
4. Anaphase
5. Telophase

4.2.1 Prophase

- Im Zellkern dissoziieren die Nucleoli.
- Die Chromatinfasern werden dichter gepackt.
- Das **Chromatin** kondensiert zu den im Lichtmikroskop erkennbaren **Chromosomen.** Jedes verdoppelte Chromosom besteht aus zwei **Schwesterchromatiden,** die am **Zentromer** miteinander verbunden sind (➤ Abb. 4.3).
- Die **Mikrotubuli** des Spindelapparats bilden sich zwischen den Zentrosomen.
- Die Zentromere bewegen sich in Richtung der Zellpole. Jetzt ist schon die Teilungsrichtung der Zelle im Gewebe festgelegt.

4.2.2 Prometaphase

- Die Kernmembran löst sich auf.
- An den beiden Chromatiden eines Chromosoms bildet sich jeweils ein **Kinetochor.** Kinetochore sind spezialisierte Strukturen, die sich am Zentromer befinden.
- Von den Zentromeren ausgehend verlaufen Mikrotubuli zu den Kinetochoren der Chromatiden (➤ Abb. 4.4). Unterscheidbar sind diese **Kinetochor-Mikrotubuli** von den **Pol-Mikrotubuli,** die in der Mittelebene der Zelle überlappen und beide Zentromere verbinden.
- Der gesamte Mikrotubuliapparat wird aufgrund seiner Form als **Mitosespindel** bezeichnet.

4.2.3 Metaphase

Die Chromosomen sind in der Metaphase maximal kondensiert und am besten sichtbar. Die Abbildung der Metaphasenchromosomen wird als **Karyogramm** bezeichnet.

- Die Zentromere befinden sich an den Zellpolen.
- Die Chromosomen sind maximal kondensiert.
- Die Chromosomen sammeln sich in der Äquatorialebene, diese wird auch **Metaphasenplatte** genannt (➤ Abb. 4.5).
- Die Zentromere liegen alle auf gleicher Höhe, die Schwesterchromatiden liegen beiderseits der Metaphasenplatte. Diese Anordnung wird als **Monaster** bezeichnet.
- Die Mitosespindel ist nun voll ausgebildet.

4.2.4 Anaphase

- Die Zentromere trennen sich und die Chromatiden liegen nun als eigenständige Chromosomen vor (➤ Abb. 4.6).
- Die Chromosomen wandern zu den Zellpolen. **Motorproteine** wie **Dynein** und **Kinesin** ziehen die Kinetochoren entlang der Mikrotubuli.
- Die Zentrosomen schieben sich noch weiter auseinander und die Zelle nimmt eine längliche Gestalt an.
- Beide Chromosomensätze gruppieren sich sternförmig in der Nähe der Zellpole. Diese Anordnung wird **Diaster** genannt.

4.2.5 Telophase

- An den Zellpolen bilden sich die Tochterzellkerne (➤ Abb. 4.7).
- Zwei neue Kernhüllen bilden sich aus Fragmenten der ursprünglichen Kernhülle und Teilen des inneren Membransystems.
- Die Chromosomen dekondensieren, die dichte Packung des Chromatins in den Chromosomen lockert sich.
- Proteine werden durch die Poren der Kernhülle in die Zellkerne transportiert. Die Nucleoli entstehen wieder.
- Die Mitosespindel löst sich auf. Es verbleiben in der Äquatorialebene parallel ausgerichtete Fragmente der Pol-Mikrotubuli, die sog. **Zentralspindel.**

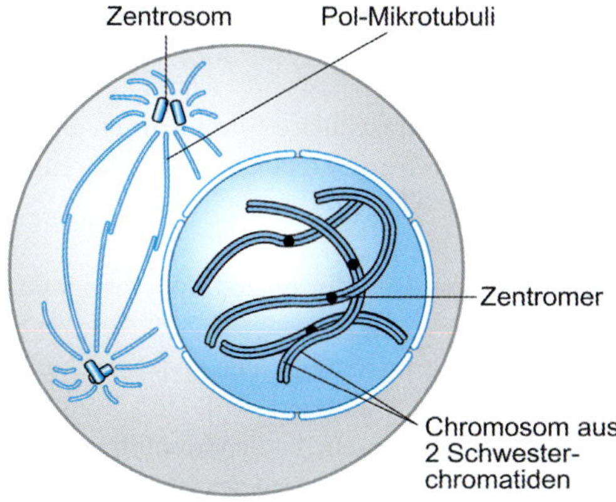

Abb. 4.3 Prophase [L253]

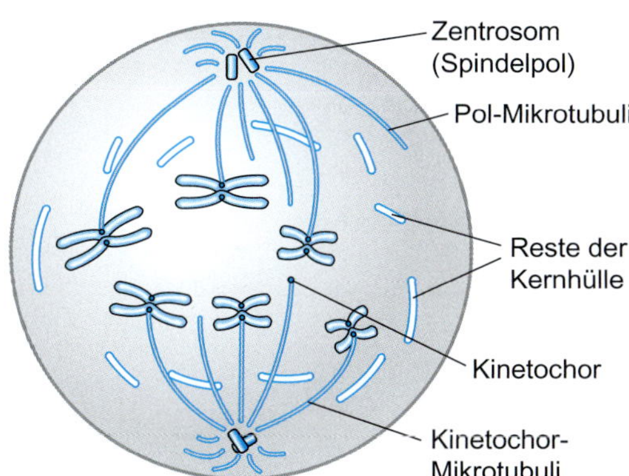

Abb. 4.4 Prometaphase [L253]

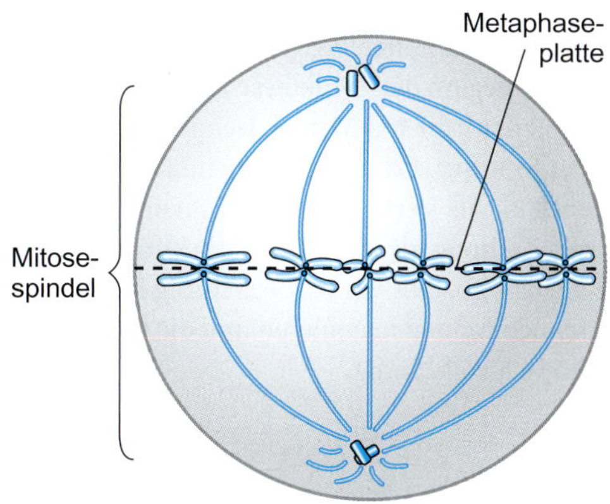

Abb. 4.5 Metaphase [L253]

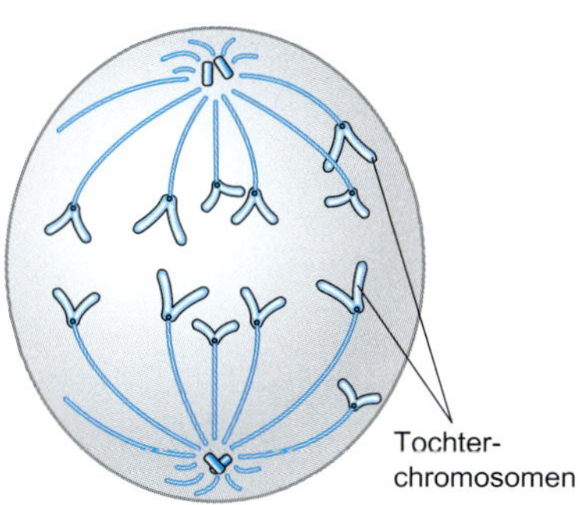

Abb. 4.6 Anaphase [L253]

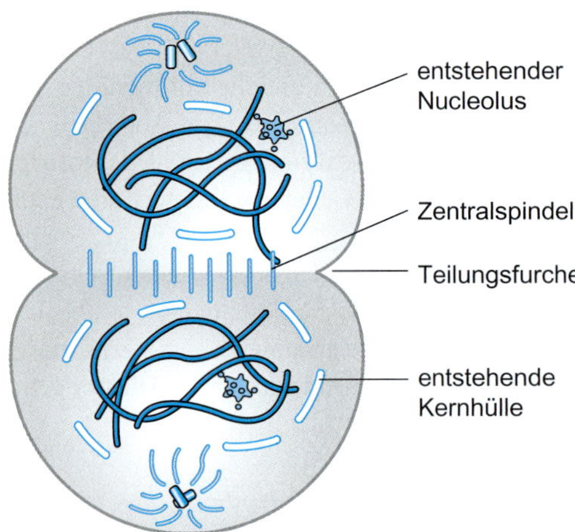

Abb. 4.7 Telophase und Zytokinese [L253]

MERKE

Der **Mitose-Index** gibt den Anteil der in der Mitose befindlichen Zellen einer Zellpopulation an. Er ist ein Maß für die Wachstumsgeschwindigkeit eines Gewebes.
Eine Fehlverteilung der Chromosomen in der Mitose führt zu **numerischen Chromosomenaberrationen.**

4.2.6 Zytokinese

Nach Teilung des Zellkerns in der Mitose wird in der **Zytokinese** das Zytoplasma in zwei Hälften geteilt. Zellorganellen, im Zytosol gelöste Substanzen, die inneren Membranen und Strukturen des Zytoskeletts werden auf die Tocherzellen verteilt.

- Die Zytokinese beginnt bereit gegen Ende der Mitose. Die Telophase und der Beginn der Zytokinese laufen gleichzeitig ab.
- In der Region der früheren Metaphasenplatte bildet sich ein kontraktiler Ring aus Aktin- und Myosinfilamenten, der sich zusammenzieht. Als Vertiefung der Plasmamembran bildet sich die sog. **Teilungsfurche.** Die Zelle schnürt sich in ihrer Äquatorialebene ab, dies wird als **Furchung** bezeichnet.
- Die Plasmamembranen fusionieren und die beiden Tochterzellen trennen sich vollständig.

CHECK-UP

- Nenne die fünf Stadien der Mitose.
- Beschreibe die Vorgänge in den einzelnen Stadien der Mitose.
- Was geschieht nach der Mitose?

Jetzt bist du dran!

Überblick gewinnen

Notiere dir ca. 5 Stichwörter aus diesem Unterkapitel.

4.3 Apoptose

Thomas Wenisch, Vorauflage: Björn Jacobi

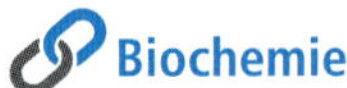

4.3.1 Apoptose vs. Nekrose

Jede Zelle des Organismus besitzt ein zelluläres Programm, das zum Tod einer Zelle führt. Dieser programmierte Zelltod wird als **Apoptose** bezeichnet. Die Apoptose unterscheidet sich grundsätzlich von der **Nekrose.** Letztere wird durch exogene Noxen ausgelöst und läuft weitestgehend unkontrolliert ab. Im Gegensatz zur Apoptose kommt es bei der Nekrose zur Freisetzung von intrazellulären Antigenen und zu einer Entzündungsreaktion (➤ Tab. 4.1).

4.3.2 Vorkommen

Die Apoptose ist ein **physiologischer Prozess.** Sie findet etwa bei der Formgebung von Organen (z. B. den Fingern), der Entwicklung des Nervensystems, der holokrinen Sekretion, der Selektion von Keimzellen sowie der Elimination von entarteten Zellen und Immunzellen statt.

4.3.3 Signalwege der Apoptose

Apoptose kann sowohl durch extrazelluläre (extrinsischer Weg) als auch durch intrazelluläre Signale (intrinsischer Weg) ausgelöst werden.

Extrinsischer Weg Extrazelluläre Stimuli lösen die Apoptose über sog. Todesrezeptoren aus. Zu den Stimuli gehören:

- Tumornekrosefaktor-α (TNF-α)
- Fas-Ligand (CD95L)
- TRAIL (Tumor Necrosis Factor related Apoptosis inducing Ligand)

Nach Ligandenbindung wird über den zytosolischen Teil der Rezeptoren die Caspase 8 aktiviert, eine sog. Initiatorcaspase. Caspasen sind Cysteinproteasen, die Peptidbindungen C-terminal von der Aminosäure schneiden. In einer kaskadenartigen Reak-

Tab. 4.1 Unterschiede zwischen Apoptose und Nekrose

	Apoptose	Nekrose
Zellmorphologie	• Zellschrumpfung • Abschnürung apoptotischer Körperchen • Eosinophilie	• Zellschwellung • Zytolyse („Zellplatzen")
Zellkern	Kernpyknose	• Kernpyknose • Karyolyse (Kernauflösung) • Karyorrhexis (Kernzerfall in Einzelteile)
Chromatin	Kondensation und Fragmentation	–
Zellkontakte	Abbau von Zell-Zell-Kontakten	–
Entzündung	Keine	Lokale Entzündungsreaktion

tionsfolge werden durch **limitierte Proteolyse** schließlich Effektorcaspasen (Caspase 3, 6 und 7) aktiviert, die zelleigene Proteine wie Aktin, Lamine, DNasen und Lipasen verdauen.

Eine Sonderform des extrinsischen Wegs ist die Auslösung der Apoptose durch **Granzyme.** Granzyme werden von zytotoxischen T-Lymphozyten und natürlichen Killerzellen sezerniert.

Intrinsischer Weg Der intrinsische Apoptose-Weg wird durch die Schädigung von DNA oder andere integritätsbedrohende Schäden innerhalb einer Zelle aktiviert. Auslöser können Strahlung, chemische Noxen, Nährstoffmangel oder Hypoxie sein. DNA-Schäden werden von Molekülen wie **p53,** dem Wächter des Genoms, detektiert. Der Transkriptionsfaktor p53 verstärkt dann die Expression **proapoptotischer Moleküle** der Bcl-2-Familie wie Bax, Bad und Bid. Diese werden in die innere Mitochondrienmembran eingebaut, bilden dort Kanäle aus und ermöglichen die Freisetzung von **Cytochrom c** ins Zytosol. Cytochrom c bindet an das Protein Apaf-1, das daraufhin zum sog. **Apoptosom** aggregiert. Das Apoptosom aktiviert die Initiatorcaspase 9 und leitet schließlich eine Caspasen-Kaskade ein, die analog zum extrinsischen Weg verläuft.

MERKE

Tumorzellen sind häufig apoptoseresistent. Dazu kommt es beispielsweise durch Mutation antiapoptotischer Proteine wie **Bcl-2** und **Bcl-X_L.** Die gezielte Apoptoseinduktion ist somit ein möglicher Therapieansatz zur Tumorbekämpfung.

CHECK-UP

- Wie unterscheiden sich Apoptose und Nekrose morphologisch?
- Erkläre die beiden Wege, auf denen Apoptose ausgelöst werden kann.
- Nenne wichtige pro- und antiapoptotische Moleküle.

Jetzt bist du dran!

Überblick gewinnen

Notiere dir ca. 5 Stichwörter aus diesem Unterkapitel.

Jetzt bist du dran!

Zeichenaufgabe

Zeichne Zellen in den verschiedenen Phasen der Mitose.
Schreibe dir die wichtigsten Charakteristika jeder Phase auf.

Anregungen zur weiteren Wiederholung

Wo im Zellzyklus findet sich die Mitose? Skizziere kurz den Zellzyklus.

Überblick gewinnen

Nutze deine gesammelten Stichwörter für eine Mindmap oder eine gegliederte Stichwortliste.

KAPITEL

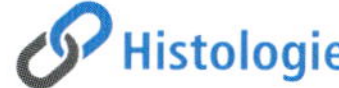

5 Histologische Methoden und allgemeine Gewebelehre

5.1 Mikroskopie

Henrik Holtmann

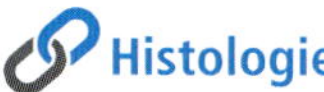

5.1.1 Lichtmikroskopie

Die Lichtmikroskopie erreicht eine Vergrößerung bis 1000-fach und hat eine Auflösungsgrenze von ca. 0,3 µm. Sie gehört zu den Standarduntersuchungsverfahren in der Anatomie, Mikrobiologie und Pathologie. Am häufigsten wird die **Durchlichtmikroskopie** angewandt, bei der das Präparat von einer darunterliegenden Lichtquelle durchleuchtet wird.

Vorbereitung des Gewebes

Gewebeentnahme und Fixierung Das zu untersuchende Gewebe sollte möglichst frisch sein und schnell fixiert werden, um später weitestgehend dem Zustand im Körper des Menschen zu entsprechen. Durch **chemische Fixierung** mit 4–10 % Formaldehyd werden v. a. Proteine denaturiert und so die Autolyse verhindert.

Einbettung Nach der Entwässerung wird das Gewebe in Formen in Paraffin gegossen, sodass schneidfähige Blöcke entstehen.

Schneiden Mit einem **Mikrotom** werden von den Blöcken 5–10 µm dünne Schnitte abgetrennt, die anschließend auf einen Objektträger aufgezogen werden.

Färben Nach **Entparaffinierung** mit Xylol und **Rehydrierung** werden die Schnitte in die jeweilige Färbelösung gegeben.

Eindecken Nach Abspülen überschüssiger Farblösung **(Differenzierung)** werden die Schnitte erneut dehydriert und mit einem an der Luft aushärtenden Medium sowie einem Deckglas eingedeckt.

MERKE

Knochen und Zahnhartsubstanzen werden vor der Einbettung **entkalkt** oder es werden dünne **Schliffpräparate** hergestellt. Entkalkung wird v. a. bei der Beurteilung der organischen Substanzen eingesetzt, der Schliff bei der Beurteilung der anorganischen Teile.

Histologische Standardfärbungen

Um Gewebestrukturen sichtbar zu machen, ist i. d. R. eine Färbung der Schnittpräparate notwendig (➤ Tab. 5.1). Histologische Standardfärbungen werden unterscheiden in:

- **Saure Farbstoffe:** für **azidophile** Zellbestandteile. Anionische (negativ geladene) Farbstoffe, die kationische (positiv geladene) Zellbestandteile wie das Zytoplasma oder speziell die Mitochondrien anfärben. Häufig eingesetzt werden **Eosin (eosinophil), Anilinblau, Azokarmin, Orange G, Pikrinsäure, Ponceau** und **Säurefuchsin.**
- **Basische Farbstoffe:** für **basophile** Zellbestandteile. Kationische Farbstoffe, die bevorzugt anionische Zellbestandteile wie Zellkern und raues endoplasmatisches Retikulum anfärben.

Tab. 5.1 Wichtige histologische Standardfärbungen und ihre Färbeeigenschaften

	Enthaltene Farbstoffe	Zellkern	Zytoplasma	Kollagene Fasern (außer retikulären Fasern)	Retikuläre Fasern	Elastische Fasern
Azan	Anilin, Azokarmin, Orange G	Rot	Rot	Blau	Blau	Orange
H. E.	Eosin, Hämatoxylin	Blau	Rot und bei vielen Ribosomen bläulich	Rot	Rot	Schwach rot
Elastika	Orcein oder Resorcin-Fuchsin	Schwach rosa	Schwach rosa	Schwach rosa	Schwach rosa	Violett bis schwarz
Van Gieson	Eisenhämatoxylin, Pikrinsäure, Säurefuchsin	Braun bis schwarz	Gelb	Rot	Rot	Blass gelb
Eisenhämatoxylin	Eisenhämatoxylin	Grau mit schwarzen A-Banden der Myofibrillen, Granula, Mitochondrien und Zentrosomen	Gelb bis graugrün	Gelb bis graugrün	Schwach gelb bis grau	Schwarz
Masson	Anilinblau, Eisenhämatoxylin, Ponceau, Säurefuchsin	Braun bis schwarz	Rot	Blau	Blau	Schwach blau
Trichromfärbung nach Goldner	Eisenhämatoxylin, lichtgrün, orange G, Ponceau, Säurefuchsin	Braun bis schwarz	Rot	Grün	Grün	Schwach grün

Am weitesten verbreitet ist **Hämatoxylin** (als Eisenhämatoxylin oder Hämalaun), **Azur, Kresylviolett, Methylenblau** und **Toluidinblau.**

Die Farbstoffe werden zu Standardfärbungen kombiniert (➤ Tab. 5.1). Wichtige Routinefärbungen sind zudem die Giemsa- (Azur und Eosin) für Blut- und Knochenmarksaustriche in Histologie und Mikrobiologie und die **Pappenheim-Färbung** (Azur, Eosin und Methylenblau) in der Hämato- und Lymphohistologie.

Histochemische Färbungen

Ziel histochemischer Färbungen ist der spezifische Nachweis von einzelnen zellulären oder extrazellulären Eigenschaften oder Vorgängen. Man unterscheidet:

- **Enzymhistochemie:** Nachweis der Aktivität bestimmter Enzyme.
- **Immunhistochemie:** Nachweis spezifischer Peptide und Proteine mit einer Antigen-Antikörper-Reaktion.
- **In-situ-Hybridisierung:** Nachweis von DNA- oder RNA-Sequenzen mit komplementären DNA- oder RNA-Segmenten, die entweder radioaktiv oder mit einem fluoreszierenden Farbstoff **(Fluoreszenz-in-situ-Hybridisierung)** markiert sind.
- **Substrathistochemie:** Nachweis bestimmter Stoffe oder Stoffgruppen. Beispiele:
  - **Alcianblau-Färbung:** färbt Glykosaminoglykane, Hyaluronsäure und sulfatierten Schleim blau
  - **Berliner-Blau-Reaktion** zum Eisennachweis
  - **PAS-Reaktion:** färbt Glykogen, Glykoproteine und Schleim rot
  - **Ölrot, Sudan III** oder **Sudanschwarz:** lassen Lipide orangerot bis braun aufleuchten.

Weitere lichtmikroskopische Verfahren

In ➤ Tab. 5.2 finden sich weitere, standardmäßig genutzte, aber seltener eingesetzte Verfahren.

Aussagekraft

Gefärbte Gewebeschnitte spiegeln nie die Realität im menschlichen Körper wider. So erscheinen z. B. Fettzellen in Standardschnitten weiß und inhaltslos, weil die enthaltenen Lipide bei der Aufbereitung herausgelöst wurden. Es handelt sich also um **Äquivalentbilder,** die aber bei gleichbleibender Reproduzierbarkeit von Schnitt zu Schnitt, Patient zu Patient und histologischem Labor zu histologischem Labor Rückschlüsse auf lebende Zellen erlauben.

Abzugrenzen sind histologische **Artefakte,** die auf eine insuffiziente Präparataufbereitung hindeuten und nicht reproduzierbar sind.

5.1.2 Elektronenmikroskopie

Im Elektronenmikroskop (EM) werden Elektronen durch elektrische oder magnetische Felder („Linsen") zu einem Strahl gebündelt und auf das Präparat gelenkt.

Rasterelektronenmikroskop (REM) Verwendet zur Bildgebung die Elektronen, die durch die Wechselwirkung des Strahls mit den Atomen der Objektoberfläche zurückgeworfenen werden. Es wird die Oberfläche eines Objekts wiedergegeben. „Rastern", da der Elektronenstrahl zeilenweise über das Präparat geführt wird.

Transmissionselektronenmikroskop (TEM) Verwendet zur Bildgebung die schnellen Elektronen, die das Präparat durchdringen. Der Schnitt muss hierfür sehr dünn sein. Beim Durchtritt werden die Elektronen von den verschiedenen Bestandteilen unterschiedlich stark abgelenkt. Beim **TEM** kann der Schnitt sowohl gerastert (Scanning transmission electron microscope, **STEM**) als auch von einem breiten, feststehenden Elektronenstrahl durchstrahlt werden. Die dabei entstehenden Bilder werden mit einer digitalen Kamera festgehalten. Aktuell wird eine bis zu 2-millionenfache Vergrößerung mit einer Auflösungsgrenze von etwa 0,1 nm erreicht.

Aufbereitung der Präparate Fixiert wird mit **Glutaraldehyd** und Osmiumtetroxid, zur Einbettung werden **Epoxidharze** verwendet. Die Schnittdicke liegt bei 1 µm für Semi- und < 100 nm für Ultradünnschnitte. Als Objektträger dienen runde Kupfernetze. Kontrastiert („gefärbt") wird mit **Blei-** und **Uranylsalzen.**

Für die Betrachtung unter dem REM müssen die Präparate zusätzlich schonend getrocknet und mit **Gold** oder **Kohlenstoff** (Graphit) bedampft werden, um die Oberfläche der Probe zu isolieren und deren eigene positive oder negative Aufladung zu verhindern.

Tab. 5.2 Weitere Mikroskopieverfahren neben der Durchlichtmikroskopie

Verfahren	Eigenschaften
Fluoreszenzmikroskopie	Betrachtung von mit Fluoreszenzfarbstoffen markierten Zellstrukturen oder autofluoreszierenden Zellbestandteilen
Dunkelfeld- und Phasenkontrastmikroskopie	Betrachtung von vitalen, ungefärbten Zellen und Geweben
Konfokale Lasermikroskopie	Analyse eines Präparats durch Abtasten mit einem Laserstrahl und anschließende elektronische Bildverarbeitung
Polarisationsmikroskopie	Analyse und Unterscheidung geordneter, optisch doppelt brechender **(anisotroper)** Zellstrukturen von ungeordneten, einfach brechenden Strukturen
Kryodurchlichtmikroskopie	Physikalisches Fixierverfahren als **Vorbereitung:** Gewebe wird **kryofixiert** (tiefgefroren in flüssigem Stickstoff), anschließend mit einem **Gefriermikrotom** geschnitten, auf einen Objektträger aufgebracht, gefärbt und eingedeckt. Das Gewebe ist zwar schlechter erhalten als in einem Paraffinschnitt, dafür ist die Präparatbehandlung zeitsparender und Antigeneigenschaften sowie Enzymaktivitäten werden besser erhalten. Einsatz in Immun- und Enzymhistochemie sowie bei der intraoperativen Schnellschnittdiagnostik (Beurteilung innerhalb von 30–45 Min.).

Gefrierbruchmethode (Gefrierätztechnik) Vor der REM-Untersuchung werden die Zellmembranen schnell angefroren, entlang der hydrophoben Mittelschicht aufgebrochen und durch Sublimation des Eises angeätzt. Anschließend wird die Oberfläche mit Metall bedampft. Diese Methode dient der Strukturanalyse von Membranen.

Immunelektronenmikroskopie Markierung von bestimmten zellulären Strukturen als Antigene durch mit Gold markierte Antikörper.

CHECK-UP

- Wie dick sind histologische Schnitte für Lichtmikroskopie und EM?
- Wie färben sich kollagene Fasern in der Azanfärbung an – wie sieht der Zellkern in der H. E.-Färbung aus?
- Was färbt die PAS-Färbung an?

Jetzt bist du dran!

Überblick gewinnen

Notiere dir ca. 5 Stichwörter aus diesem Unterkapitel.

Jetzt bist du dran!

Zeichenaufgabe

Wie sind die Schritte der Präparatefixierung für die Lichtbildmikroskopie?

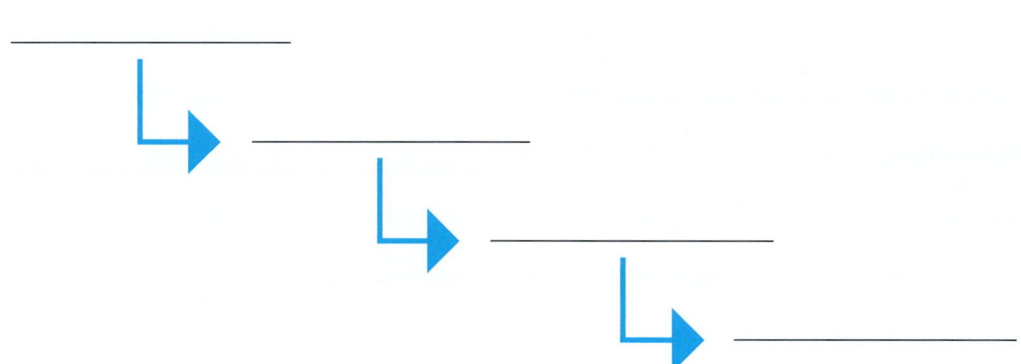

Ordne die Färbemethoden in „sauer“ und „basische“ ein. Welche Farbstoffe färben welche Gewebe? Kannst du dir erklären, warum?

Fragen zum weiterführenden Lernen

Wie heißen die vier Grundgewebearten?
Erstelle eine Tabelle mit den Grundgewebearten und differenziere weiter.
Welche Subtypen der jeweiligen Gewebearten gibt es?
z. B. Epithelgewebe → hoch prismatisch, Platten- oder zylindrisches Epithel. Ergänze ggf. mit Skizzen.
Was ist der Unterschied zwischen Apoptose und Nekrose?

Überblick gewinnen

Nutze deine gesammelten Stichwörter für eine Mindmap oder eine gegliederte Stichwortliste.

KAPITEL

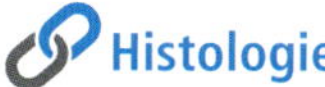

6 Gewebe

6.1 Allgemeine Gewebelehre

Henrik Holtmann und Christoph Jaschinski

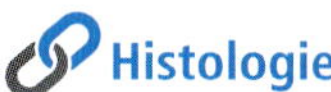

Ein Verband gleichartig differenzierter Zellen (mit ähnlichen funktionellen und strukturellen Eigenschaften) wird als **Gewebe** bezeichnet. Unterschieden werden vier Hauptgewebe:

- Epithelgewebe
- Binde- und Stützgewebe
- Nervengewebe
- Muskelgewebe

Das spezifische, für die Funktion entscheidende Gewebe eines Organs wird als **Parenchym** bezeichnet.

MERKE

Gewebe unterläuft regelmäßigen physiologischen, aber auch pathophysiologischen **strukturellen Anpassungsphänomenen** bei äußeren Belastungen:

- **Differenzierung:** Entwicklung hoch spezialisierter Zellen aus weniger spezialisierten Zellen, zumeist Stammzellen.
- **Transdifferenzierung:** Umwandlung von Zellen eines Keimblatts zu Zellen eines anderen Keimblatts.
- **Regeneration:** Ersatz verlorenen gegangenen Gewebes. **Physiologisch** geschieht dies zum Ersatz von Zellen, die durch Zellalterung verloren gegangen sind. Die Regeneration findet dabei isoliert aus ortsständigen Stammzellen statt (z. B. Ersatz von Erythrozyten und Leukozyten, Darm- und Oberflächenepithel). Durch einen schadhaften äußeren Reiz (z. B. einen Riss-Quetsch-Wunde) kommt es hingegen zu einer **pathologischen Regeneration.** Hierbei kann es entweder zu einer Heilung in ursprünglicher Struktur kommen oder zu einer narbigen Abheilung.
- **Degeneration:** in der Regel pathologisches Phänomen, bei dem es zu einem Rückbau und Strukturverlust des Parenchyms kommt (z. B. an Wirbelsäule und Gehirn).
- **Atrophie:** Rückbildung einer Struktur/eines Organs durch Reduktion des Zellvolumens (**einfache** Atrophie) oder der Zellzahl (**zelluläre** Atrophie).
- **Apoptose:** physiologischer, programmierter Zelltod, ausgelöst durch exogene (z. B. umgebende Immunzellen) oder endogene Mechanismen (Selbstmordprogramm der betroffenen Zelle). Betrifft nur einzelne Zellen bis kleine Zellgruppen.
- **Nekrose:** pathologisches Phänomen, ausgelöst durch äußere, chemische, physikalische und biologische Noxen (z. B. Hypoxie). Im Gegensatz zur Apoptose kommt es zur Ruptur geschädigter Zellen mit Austritt von Mediatoren und einer damit verbundenen konsekutiven Entzündungsreaktion.
- **Hyperplasie:** Vergrößerung eines Gewebevolumens durch Zunahme der Zellzahl (Schilddrüse bei Jodmangel).
- **Hypertrophie:** Vergrößerung eines Gewebevolumens durch Zellvergrößerung (Skelettmuskeln bei Training).
- **Proliferation:** Wachstum von Zellen und Zellverbänden durch Hyperplasie und Hypertrophie.
- **Atrophie:** Abnahme der Zellzahl **(numerische Atrophie)** oder des Volumens **(zelluläre Atrophie)** bei verminderter Beanspruchung (z. B. zelluläre Atrophie der Skelettmuskulatur bei verminderter körperlicher Aktivität).
- **Metaplasie:** reversible Umwandlung eines differenzierten Gewebes in ein anderes differenziertes Gewebe (über Stammzellen) aufgrund chronischer äußerer Noxenexposition. Typisch ist z. B. die **Umwandlung des bronchialen Flimmerepithels in verhornendes Plattenepithel bei Rauchern** oder die **Umwandlung des Plattenepithels des distalen Ösophagus in Zylinderepithel vom intestinalen Typ bei Reflux (Barrett-Metaplasie).** Leider stellt Letzteres eine Krebsvorläuferläsion dar **(Präkanzerose).**
- **Dysplasie:** Abweichung von der gewöhnlichen Gewebestruktur durch Dedifferenzierung von Zellen. Mittelgradig bis schwere Dysplasien gelten als **Präkanzerosen** (Vorstufe eines bösartigen Tumors).
- **Anaplasie:** Entdifferenzierung eines Gewebes. Irreversible Variante der Metaplasie.
- **Tumor:** Zunahme des Gewebsvolumens. Entweder entzündlich oder im Rahmen von neu gebildeten Körpergeweben **(Neoplasien);** je nach biologischem Verhalten **(Dignität)** in gutartig (benigne) und bösartig (maligne) zu unterscheiden.

CHECK-UP

Wie unterscheidet sich die Nekrose von der Apoptose? Wobei treten Entzündungsreaktionen auf?

Jetzt bist du dran!

Überblick gewinnen

Notiere dir ca. 5 Stichwörter aus diesem Unterkapitel.

6.2 Epithelgewebe

Henrik Holtmann und Christoph Jaschinski

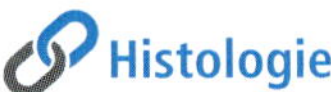

Epithelgewebe ist ein Verband von gleichartig differenzierten Zellen, zwischen denen sich schmale Interzellularspalten mit wenig Interzellularsubstanz befinden. Es bedeckt die äußeren und inneren Körperoberflächen und stellt in Organen meist das **Parenchym.** Es enthält **keine Blutgefäße** – mit Ausnahme der **Stria vascularis** des Innenohrs. Das Epithelgewebe wird nach seiner Funktion differenziert in:

- **Oberflächenepithel**
- **Drüsenepithel**
- **Sinnesepithel**

Epithelien sind an einer Basalmembran verankert.

6.2.1 Basalmembran

Gliederung

Die lichtmikroskopisch sichtbare Basalmembran verbindet Epithel-, Endothel-, Fett-, Nerven-, Glia- und Muskelzellen mit der extrazellulären Matrix. Unter dem EM gliedert sie sich in:

- **Lamina basalis** (Basallamina). Sie besteht aus:
  - **Lamina rara (Lamina lucida):** auf der zellzugewandten Seite; erscheint elektronenoptisch leer
  - **Lamina densa:** auf der zellabgewandten Seite; bis zu 120 nm breit und elektronendicht
- **Lamina fibroreticularis:** ca. 500 nm breite Zone, die die Lamina densa mit dem angrenzenden Bindegewebe verbindet. In Geweben, in denen Epithel und Endothel direkt aneinandergrenzen, z. B. bei Blut-Harn-, Blut-Hirn- und Blut-Luft-Schranke, ist sie nicht vorhanden.

Fehlt die Lamina fibroreticularis, verschmelzen die Laminae densae der jeweils aneinandergrenzenden basalen Zellschichten zu einer Schicht. Die zu den basalen Zellen gerichteten Laminae rarae werden als **Lamina rara interna** bzw. **externa** bezeichnet.

Ultrastruktureller Aufbau

Die Lamina rara wird von Transmembranproteinen (Syndecan, Integrine, BP 180) durchzogen. Diese stellen den Kontakt zu der aus **Lamininen** (Adhäsionsproteine) und **Kollagen IV** bestehenden Lamina densa her. Das **Syndecan** sowie die Integrine können Teil der Fokalkontakte sein. Diese Kontakte bestehen zwischen Zellen und der Basallamina und sind intrazellulär an das Aktinzytoskelett gebunden. **BP 180** sowie einige **Integrine** sind Teil der Hemidesmosomen, worunter man Kontakte zwischen Zellen und der Basallamina versteht, die intrazellulär an Intermediärfilamente gebunden sind. Indirekt über Mikrofibrillen, die an das Proteoglykan **Perlecan** gebunden sind. Außerdem besteht über Ankerfibrillen aus **Kollagen VII** Kontakt zum **Kollagen III** der Lamina fibroreticularis.

6.2.2 Oberflächenepithel

Nach der Anzahl der Zellschichten wird das Oberflächenepithel in ein- und mehrschichtiges Epithel unterteilt.

Einschichtiges Epithel

Charakteristisch ist die einzelne Lage von Zellen. Man unterscheidet in einschichtig einfaches und einschichtig mehrreihiges Epithel.

Einschichtig einfaches Epithel Alle Zellen liegen auf der Basallamina und erreichen mit ihrem Apex die Oberfläche.

- **Einschichtiges Plattenepithel** (> Abb. 6.1a): besteht aus flachen Zellen. Im histologischen Bild erkennt man oft nur den Kern. Vorkommen: Blut- und Lymphgefäße, Lungenalveolen und Mesothelien.
- **Einschichtiges isoprismatisches** (kubisches) **Epithel** (> Abb. 6.1b): besteht aus würfelartigen Zellen, d. h. Breite und Höhe der Zellen sind etwa gleich. Vorkommen: Drüsenausführungsgänge, Leberepithelzellen, Nierenkanälchen, kleine Sammelrohre der Niere, Plexus choroideus.
- **Einschichtiges hochprismatisches Epithel** (Zylinderepithel, > Abb. 6.1c): besteht aus zylinderförmigen Zellen, d. h. die Zellen sind höher als breit. Vorkommen: Magen-Darm-Trakt, Gallenblase, Tuba uterina und Uterus.

MERKE

- **Endothel:** Epithel, das die Blut- und Lymphgefäße sowie die Herzinnenräume auskleidet.
- **Mesothel:** einschichtiges Plattenepithel, das die Körperhöhlen auskleidet.

Einschichtig mehrreihiges Epithel Dessen Zellen (> Abb. 6.1d) liegen ebenfalls der Basallamina auf, erreichen allerdings nicht alle mit ihrem Apex die Oberfläche. Die Zellen haben unterschiedliche Größen, sind jedoch alle prismatisch. Die Zellkerne befinden sich in unterschiedlichen Höhen, wodurch unter dem Lichtmikroskop das Bild mehrerer Zellkernreihen entsteht. Die Zellen, die mit ihrem Apex die Oberfläche nicht erreichen, werden als **Basalzellen** bezeichnet und dienen der Regeneration. Vorkommen: Ductus epididymidis, Ductus deferens, Luftwege.

Oberflächendifferenzierungen Einschichtige Epithelzellen tragen an ihrer Oberfläche entsprechend ihrer Funktion verschiedene Oberflächendifferenzierungen:

- **Flimmerepithel** (> Abb. 6.1d): Epithelzellen, die an ihrer Oberfläche einen Rasen aus Kinozilien tragen. Kinozilien sind aus Mikrotubuli aufgebaute und durch Dynein eigenbewegliche Zellfortsätze. Vorkommen: Respirationstrakt.
- **Bürstensaum:** Oberfläche besteht aus einem Rasen dicht stehender, nicht eigenbeweglicher Mikrovilli. Vorkommen: Dünndarm, Niere.
- **Stereozilien:** besonders lange unbewegliche Fortsätze auf der Oberfläche, die man aufgrund ihres Aktinbinnenskeletts auch als lange Mikrovilli bezeichnet. Vorkommen: Ductus epididymidis, Ductus deferens.

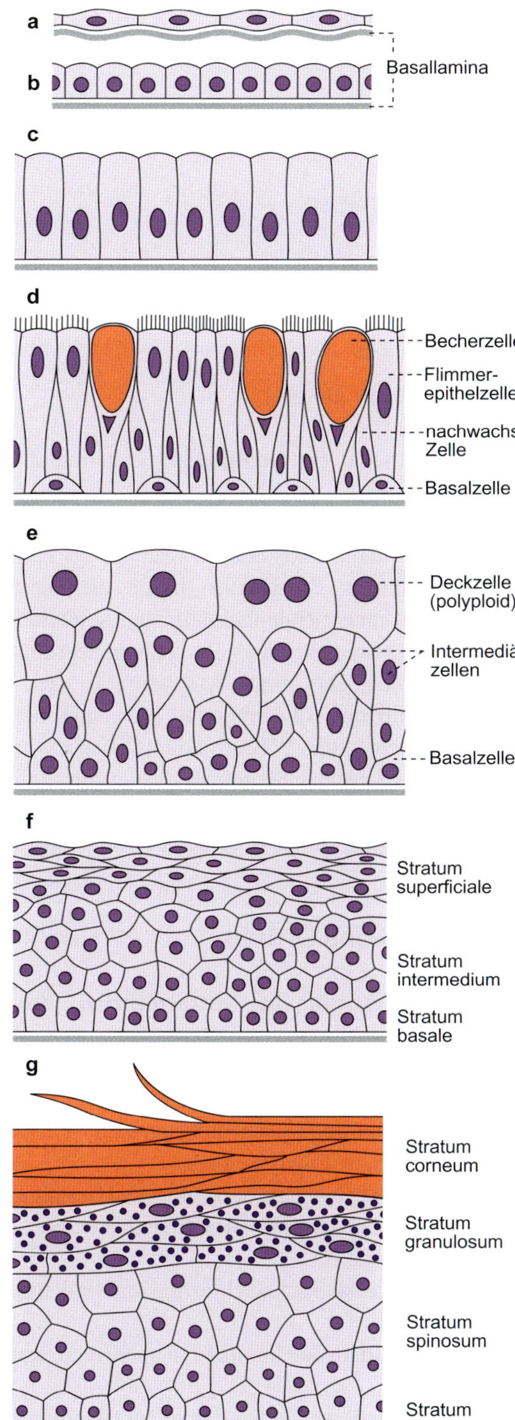

Abb. 6.1 Oberflächenepitheltypen [L107]
a = einschichtiges Plattenepithel
b = einschichtiges isoprismatisches (kubisches) Epithel
c = einschichtiges (hoch) prismatisches Epithel
d = mehrreihiges (respiratorisches) Epithel
e = Übergangsepithel (Urothel)
f = mehrschichtig unverhorntes Plattenepithel
g = mehrschichtig verhorntes (verhornendes) Plattenepithel

Mehrschichtiges Epithel

Mehrere Zellschichten, die übereinanderliegen. Nur die unterste Schicht hat Kontakt zur Basallamina. Das Epithel untergliedert sich von der Basallamina bis zur freien Oberfläche in:

- **Stratum (Str.) basale**
- **Stratum intermedium**
- **Stratum superficiale**

Nach der Zellform der Superfizialschicht unterscheidet man in:

- **Mehrschichtig prismatisches Epithel**
- **Mehrschichtiges Plattenepithel:** besteht aus sich zur Oberfläche immer weiter abflachenden Zellen

Beim Plattenepithel gibt es weitere Differenzierungen:

- **Mehrschichtig unverhorntes Plattenepithel:** Epithel ohne Hornschicht
- **Mehrschichtig verhorntes Plattenepithel:** von einer Hornschicht bedeckt
- **Feuchtes Plattenepithel:** durch Drüsensekrete dauerhaft befeuchtet
- **Trockenes Epithel:** das der relativ trockenen Luft ausgesetzte Plattenepithel der Haut

Alle Epithelien erneuern sich aus mitotisch aktiven Zellen der untersten Zelllagen, die sich aus adulten Stammzellen ableiten. Jeweils eine der Tochterzellen macht eine terminale Differenzierung zur Epithelzelle mit speziellen Eigenschaften durch, um dann durch Apoptose unterzugehen und abgeschilfert zu werden.

Mehrschichtig hoch prismatisches Epithel Besteht aus zwei bis fünf Lagen würfelförmiger Zellen. Vorkommen: Drüsenausführungsgänge, Konjunktiva am Auge.

Mehrschichtig unverhorntes Plattenepithel

- **Str. basale:** zylindrische Zellen, sehr große Kerne.
- **Str. intermedium:** Zellen nehmen polygonale Form an und sind miteinander durch intrazellulär an Intermediärfilamente gebundene Zell-Zell-Kontakte, sog. **Desmosomen,** verbunden. Der Zellkern wird dichter und oval.
- **Str. superficiale:** abgeflachte Zellen, der Zellkern ist kaum noch erkennbar.

Stratum basale und intermedium werden wegen der in beiden Schichten vorhandenen Stammzellen auch gemeinsam als **Stratum germinativum** bezeichnet. Zellen der Superfizialschicht weisen **Microplicae** auf – kleine Aufwerfungen der apikalen Zellmembran, die für eine bessere Haftung von Flüssigkeitsfilmen sorgen. Die Zellen enthalten viel Glykogen, weswegen ihr Zytoplasma in lichtmikroskopischen Standardfärbungen blass erscheint (➤ Abb. 6.1f). Vorkommen: Analkanal, Mundhöhle, Ösophagus, Vagina.

Mehrschichtig verhorntes Plattenepithel Typisches Epithel der Haut (Epidermis) mit besonderer Schichtung (➤ Abb. 6.1g):

- **Str. basale:** zylindrische Zellen, die über Hemidesmosomen an der Basallamina verankert sind.
- **Str. spinosum:** polygonale Zellen, durch Desmosomen miteinander verbunden.
- **Str. granulosum:** flache, kernhaltige und mit Keratohyalingranula gefüllten Zellen. Die Granula sind für die ersten Schritte der Verhornung verantwortlich.
- **Str. corneum:** kern- und organellenlose, avitale verhornte Zellen, die vor Austrocknung und mechanischem Stress schützen.

Urothel Das Urothel (Übergangsepithel, ➤ Abb. 6.1e) findet sich in den ableitenden Harnwegen: Nierenbecken, Ureter, Harnblase, Anfang der Urethra. An seiner apikalen Seite finden sich die **Deckzellen,** die mehrere Zellkerne enthalten und polyploid sein können.

Obwohl meist dem mehrschichtigen Epithel zugeordnet, ist bis heute nicht abschließend geklärt, ob es sich nicht um ein mehrreihiges Epithel handelt, da oft behauptet wird, dass alle Zellen des Urothels noch mit einem dünnen Ausläufer die Basallamina erreichen. Das Urothel passt sich durch seine Dehnbarkeit den unterschiedlichen Füllständen in den Harnorganen an.

- **Protektion, Separation** und **Barrierebildung:** z. B. durch Bildung von antibakteriellen Wirkstoffen, dicken Hornschichten und Lipiden im Interzellularraum sowie durch die Ausformung von zahlreichen **Haftkomplexen** und **Tight junctions** (Zonulae occludentes) im apikalen Bereich.
- **Reinigung** und **Sinnesaufnahme:** Kinozilientragendes Epithel befreit zusammen mit Sekretabsonderungen z. B. einen großen Teil der Luftwege von Schmutzpartikeln. Epithelgewebe, in dem Sinneszellen dominieren, wird als **Sinnesepithel** bezeichnet.
- **Transport** (Resorption, Sekretion) von Elektrolyten und kleinen hydrophilen Molekülen: Die Oberfläche von Transportepithelien enthält apikal zahlreiche Transporter (z. B. Na^+-Co-Transporter), Kanäle (z. B. Aquaporine) und Pumpen (z. B. H^+/K^+-ATPase im Magen). Die Energie liefern Mitochondrien und Pumpen (Na^+/K^+-ATPase) am basalen Zellpol. Transportierendes Oberflächenepithel ist häufig nicht nur in der Lage, Stoffe **transzellulär** zu befördern, sondern je nach Dichte der interzellulären Abdichtung auch **parazellulär.**

MERKE

Der Haftkomplex (**Schlussleisten-** oder **junktionaler Komplex**) besteht von apikal nach basal aus:

- Zonula occludens (Tight junction): den Interzellularraum dicht verschließender Zell-zu-Zell-Kontakt
- Zonula adhaerens: intrazellulär an das Aktinzytoskelett gebundener Zell-zu-Zell-Kontakt
- Macula adhaerens (Desmosom)

MERKE

Karzinome sind bösartige Tumoren, die vom Epithelgewebe ausgehen.

CHECK-UP

Nenne mindestens 5 Arten von Epithelien.

Jetzt bist du dran!

Überblick gewinnen

Notiere dir ca. 5 Stichwörter aus diesem Unterkapitel.

6.3 Exokrine und endokrine Drüsen

Henrik Holtmann

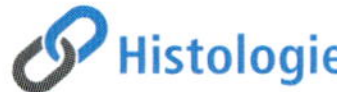

6.3.1 Exokrine Drüsen

Exokrine Drüsen geben ihr Sekret an die innere und äußere Körperoberfläche ab.

Einzellige exokrine Drüsen

Sie liegen **endoepithelial (intraepithelial),** d. h. innerhalb des Oberflächenepithels.

Wichtigstes Beispiel sind die **Becherzellen,** die sich u. a. einzeln im Epithel des Respirationstrakts oder in Gruppen im Epithel der Nasenschleimhaut finden. Becherzellen haben die Form eines Kelchs, sind reich an rauem endoplasmatischem Retikulum (rER) und Golgi-Feldern des Golgi-Apparats. Ihr Zellkern liegt abgeplattet am basalen Pol der Zelle. Das übrige Zytoplasma der Zelle enthält Vakuolen, die mit **Muzinen** (Glykoproteine, Proteoglykane) gefüllt sind. Muzine haben eine hohe Wasserbindungskapazität und sind Hauptbestandteil des Schleims. Sie sorgen für die gute Anfärbbarkeit der Becherzellen mit PAS (Periodic-acid Schiff) Die Vakuolen geben den Schleim durch **Exozytose** an die Epitheloberfläche ab.

Mehrzellige exokrine Drüsen

Diese Drüsen liegen **exoepithelial (extraepithelial),** d. h. unter dem Oberflächenepithel. Sie setzen sich zusammen aus **Endstücken** und **Ausführungsgängen.** Endstücke gibt es in verschiedenen Ausführungen:

- **Alveoläre Endstücke:** sind bläschenförmig, haben ein weites Lumen und kommen in Talgdrüsen vor.
- **Azinöse Endstücke:** haben eine beerenförmige Gestalt und ihr Lumen ist enger als bei den alveolären Endstücken. Sie kommen z. B. in der Parotis vor.
- **Tubulöse Endstücke:** sind schlauchförmig und finden sich in Kolonkrypten.
- **Tubuloalveoläre Endstücke:** kommen in apokrinen Schweißdrüsen vor.
- **Tubuloazinäre Endstücke:** finden sich in der Glandula submandibularis.

Das in den Endstücken gebildete Sekret gelangt in die Ausführungsgänge, die sich aus Schaltstück, Streifenstück – nicht immer vorhanden – und Ductus excretorius zusammensetzen.

In Schweiß-, Milch-, Speichel- und Tränendrüsen zeigen die Drüsenendstücke und Anfangssegmente der Ausführungsgänge häufig schmale und kontraktile **Myoepithelzellen** (Korbzellen), die subepithelial, aber noch innerhalb der Basallamina des Drüsenepithels liegen. Sie pressen das Drüsensekret aus den Endstücken. Untereinander sind sie durch Desmosomen und Gap junctions (Nexus) verbunden. Die Myoepithelzellen vereinigen epitheliale und muskuläre Eigenschaften. Sie werden durch hormonelle und neuronale Reize zur Kontraktion stimuliert und wirken unterstützend bei der Exkretion von Sekreten.

Sekretionsmechanismen

Die Abgabe von Sekret kann auf unterschiedliche Art und Weise erfolgen:

Apokrine Sekretion Sekret wird apikal zusammen mit zytoplasmatischen Bestandteilen und Zellmembrananteilen abgeschnürt und abgegeben. Dabei wird die apokrine Drüse kleiner und muss sich bis zur nächsten Sekretion regenerieren, z. B. Milch- und Teile der Schweißdrüsen.

Holokrine Sekretion Findet sich nur bei den Talgdrüsen. Die Drüsenepithelzellen lösen sich bei der Sekretbildung vollständig auf. Nach der Sekretabsonderung rücken sofort neue Zellen von basal nach.

Merokrine (ekkrine) Sekretion Häufigster Mechanismus. Die Drüsen geben ihr Sekret durch Exozytose kleiner Vesikel ab. Bei dieser Sekretabgabe ändert sich die Form der Drüsenzelle kaum, z. B. Speicheldrüsen und Teile der Schweißdrüsen.

MERKE

Parakrine Drüsen wie z. B. die Leydig-Zellen im Hoden geben ihr Sekret in den Interzellularraum ab, von wo es über Diffusion zu den umliegenden Zellen gelangt. Der Blutkreislauf wird so umgangen. Wirkt das Sekret vornehmlich auf die sezernierende Zelle selbst zurück, handelt es sich um eine autokrine Sekretion.

Sekretbeschaffenheit

Nach der Zusammensetzung des Sekrets unterscheidet man in:

Seröse Drüsen Produzieren ein dünnflüssiges protein- wie enzymreiches Sekret und haben azinöse Endstücke. Sie erscheinen im histologischen Bild aufgrund ihres Reichtums an rER basophil. Der runde Zellkern liegt basal, apikal finden sich Sekretgranula.

Muköse Drüsen Sie produzieren ein zähflüssiges muzinhaltiges Sekret und haben tubulöse Endstücke. Der Zellkern liegt abgeplattet am basalen Pol der Zelle. Histologisch betrachtet erscheint das Zytoplasma blass und schaumig.

Seromuköse Drüsen Gemischte Drüsen mit tubuloazinösen Endstücken. Sie sondern ein serös-mukös gemischtes Sekret ab (➤ Abb. 6.2).

Sitzen auf mukösen Endstücken kappenartig seröse Zellen auf, spricht man von **serösen Halbmonden (Von-Ebner-Halbmonde, Gianuzzi-Halbmonde).** Vorkommen: z. B. Gl. submandibularis.

6.3.2 Endokrine Drüsen

Endokrine Drüsen geben ihr Sekret **(Inkret = Hormone)** in die Blut- und Lymphbahn ab, von wo es in die Zielzellen gelangt. Sie finden sich über den gesamten menschlichen Organismus verstreut und haben im Gegensatz zu exokrinen Drüsenzellen **kein** Ausführungsgangsystem. Dafür verfügen sie über eine ausgedehnte Blutgefäßversorgung, die es ihnen ermöglicht, die produzierten Hormone schnell im ganzen Organismus zu verteilen. Die einzelnen Kapillaren der Gefäßversorgung sind **fenestriert,** was den Übertritt der Hormone in die Blutbahn weiter begünstigt.

Zum Teil bilden endokrine Zellen eigenständige Organe (z. B. Schilddrüse). Meist sind sie jedoch Teil von Organen, die weitere Funktionen für den Organismus übernehmen. Sie finden sich dann entweder gesammelt in Form abgrenzbarer Zellnester (z. B. Pankreas) oder diffus verteilt als Einzelzellen im übrigen Organparenchym.

Die von endokrinen Drüsenzellen produzierten Hormone lassen sich 5 Klassen zuordnen:

- Aminosäurederivate: z. B. Katecholamine und Schilddrüsenhormone
- Peptide: z. B. Oxytocin und Vasopressin
- Proteine: z. B. Insulin und Glukagon
- Glykoproteine: z. B. Gonadotropine
- Steroidabkömmlinge: z. B. Androgene

Abgegrenzte endokrine Organe produzieren häufig mehr als nur ein Hormon (z. B. die Nebenniere).

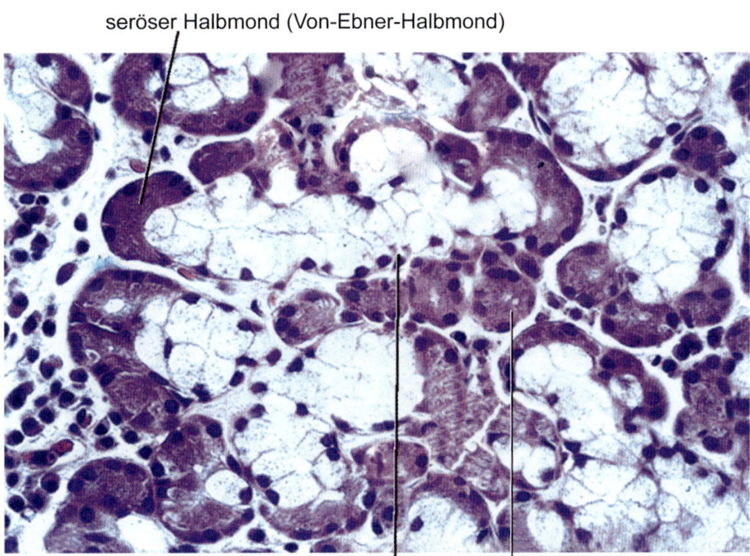

Abb. 6.2 Seromuköse Drüse (Gl. submandibularis; H. E., hohe Vergrößerung) [E350]

Steuerung endokriner Zellen

Zur Regulation der Hormonsynthese und -ausschüttung stehen dem Organismus verschiedene Mechanismen zur Verfügung (negative Rückkopplung, Abnahme von Blutparametern (z. B. Insulin), neuronale Innervation (z. B. HHL).

Hormontypen und ihre Funktionsmechanismen

Lipophile (hydrophobe) Hormone Dazu zählen Androgene, Kortisol, Östrogene und Progesteron. Sie werden unmittelbar auf einen Reiz hin im glatten endoplasmatischen Retikulum (gER) und in den tubulären Mitochondrien der endokrinen Drüsenzelle produziert und durchdringen dann ungehindert deren Plasmamembran. Die Drüsenzelle hat die Ausgangssubstanz für die Hormonsynthese gespeichert, bei Cholesterin z. B. in Form eines Esters in ausgedehnten Lipidtropfen. Lipophile Hormone binden an spezifische Rezeptoren innerhalb ihrer Zielzellen, d. h. an Rezeptoren im Zyto- und Karyoplasma, und regulieren in den Zellen die Transkription zur Produktion spezieller Proteine.

Hydrophile (lipophobe) Hormone Dazu gehören Katecholamine, Peptide, Proteine und Glykoproteine. Sie werden zunächst in Form eines Präprohormons im rER synthetisiert, das durch Abspaltung der Signalsequenz, Modifizierung und Verpackung im Golgi-Apparat zum Prohormon wird. Durch Proteinkonvertasen und einen sauren pH-Wert in den Sekretgranula (Speichergranula) entstehen anschließend die wirksamen Hormone. Diese werden auf einen Reiz hin (s. o.) durch Exozytose ausgeschüttet. Hydrophile Hormone binden an spezifische Rezeptoren auf ihren Zielzellen.

Schilddrüsenhormone Obwohl sie lipophil sind, werden sie in großen Mengen in Form des Kolloids (Makromoleküls) im Schilddrüsenfollikel gespeichert. Schilddrüsenhormone wirken auf ihre Zielzellen nach Art und Weise lipophiler (hydrophober) Hormone.

MERKE

Endokrine Drüsenzellen, die lipophile Hormone produzieren, zeigen unter dem EM viele Fetttropfen, viel gER und Mitochondrien vom tubulären Typ.

Drüsenzellen mit hydrophiler Hormonproduktion sind hingegen reich an rER, Golgi-Zisternen des Golgi-Apparats, Mitochondrien vom Cristatyp und charakteristischen Sekretgranula. Die Morphologie der Granula lässt Rückschlüsse auf die enthaltenen Hormone zu, was besonders gut unter dem EM zu erkennen ist.

CHECK-UP

- Wo im Körper findet sich mehrschichtig hoch prismatisches Epithel?
- Was ist das Besondere am Urothel?
- Umreiße die Funktionen, die ein Epithel haben kann!
- Welche Endstückformen exokriner Drüsen gibt es?
- Welche Unterschiede zeigen endokrine Drüsen im Vergleich zu exokrinen?
- Was versteht man unter parakriner Sekretion?

Jetzt bist du dran!

Überblick gewinnen

Notiere dir ca. 5 Stichwörter aus diesem Unterkapitel.

Jetzt bist du dran!

Zeichenaufgabe

Zeichne ein Oberflächenepithel. Welche Zelltypen finden sich bei einschichtigem bzw. mehrschichtigem Epithel?
Welche Differenzierungen gibt es? Zeichne sie ein.
Zeichne auch noch ein Urothel.

Anregungen zur weiteren Wiederholung

Zeichne nun ein Epithel mit Drüsen. Welche Arten gibt es und welche Eigenschaften haben die jeweiligen Drüsen?

Überblick gewinnen

Nutze deine gesammelten Stichwörter für eine Mindmap oder eine gegliederte Stichwortliste.

KAPITEL

7 Mikrobiologie

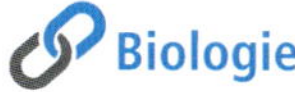

7.1 Morphologische Grundformen der Bakterien

Thomas Wenisch

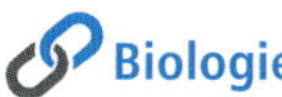

Die unterschiedlichen Bakteriengruppen werden nach ihrer Morphologie und ihren biochemischen und pathogenen Eigenschaften klassifiziert:

- Erstes Identifikationsmerkmal ist im mikroskopischen Bild die äußere Form des Bakteriums.
- Ein wichtiges Klassifikationsmerkmal, das auch Auskunft über die pathogenen Eigenschaften des Bakteriums gibt, ist die Färbbarkeit mit der **Gram-Färbung.**
- Weiteres Unterscheidungsmerkmal ist das Vorhandensein und die Form einer Begeißelung.

Zu den klassischen Bakterienformen (➤ Abb. 7.1) gehören folgende:

- **Kokken** sind kugelförmige Zellen. Sie sind unbeweglich und bilden keine Sporen. Kokken können entweder einzeln auftreten oder als
  - **Diplokokken** jeweils zu zweit.
  - **Streptokokken** in fadenförmiger Aneinanderreihung.
  - **Staphylokokken** in haufenförmiger Ansammlung.
- **Bazillen** (Stäbchenbakterien) wie Escherichia coli haben eine längliche, stäbchenförmige Gestalt.
- **Spirillen** zeigen ein gedrehtes, schraubenförmiges Äußeres.
- **Spirochäten** sind ebenfalls schraubenförmig, aber im Vergleich zu den Spirillen mit bis zu 0,25 mm ungewöhnlich lang. Sie bewegen sich korkenzieherartig, in Rotation versetzt durch geißelähnliche Filamente. Eine Untergruppe der Spirochäten bilden die gramnegativen **Treponemen.** Dazu gehört beispielsweise Treponema pallidum, der Erreger der Syphilis.
- **Vibrionen** sind gramnegative, bewegliche Stäbchenbakterien. Meist haben sie eine kommaförmig gekrümmte Gestalt und tragen eine Geißel. Zu den Vibrionen gehört z. B. Vibrio cholerae.

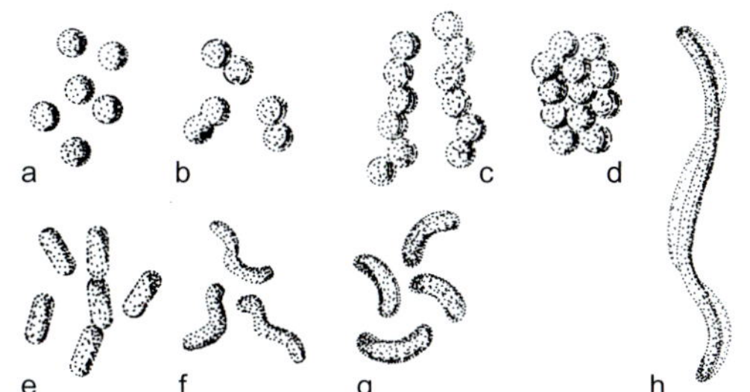

Abb. 7.1 Morphologische Formen der Bakterien:
a Kokken, **b** Diplokokken, **c** Streptokokken, **d** Staphylokokken, **e** Bazillen, **f** Spirillen, **g** Vibrionen, **h** Spirochäten [L253]

CHECK-UP
Beschreibe die Form von Kokken, Bazillen, Spirillen und Vibrionen.

Jetzt bist du dran!

Überblick gewinnen

Notiere dir ca. 5 Stichwörter aus diesem Unterkapitel.

7.2 Die Bakterienzelle

Thomas Wenisch

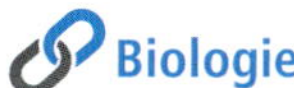

7.2.1 Unterschiede zur Euzyte

Bakterien sind **Prokaryoten.** Ihre Zellen sind einfacher aufgebaut als die der Eukaryoten. Die wesentlichen Unterschiede zeigt im Überblick ➤ Tab. 7.1.

MERKE
Das deutlichste Unterscheidungsmerkmal zwischen Prokaryoten und Eukaryoten ist die Existenz eines abgegrenzten Zellkerns. Die Prozyte besitzt keinen eigenen Zellkern.

Die prokaryotische DNA liegt nackt, d. h. ohne Histone als ringförmiges Molekül im Zytoplasma vor. Die ringförmige DNA der Bakterienzelle wird als **Nucleoid** bezeichnet.

Die Gene der Bakterien weisen keine Introns auf, dementsprechend sind auch keine Enzyme zur DNA-Prozessierung vorhanden.

Die Zellen der Eukaryoten sind durch das Membransystem des endoplasmatischen Retikulums in voneinander getrennte Stoffwechselkompartimente unterteilt. In den Zellen der Prokaryoten existieren keine solchen inneren Membransysteme. Der gesamte Stoffwechsel der Zelle findet im Zytoplasma statt.

Tab. 7.1 Unterschiede des zellulären Aufbaus, der genetischen Struktur und des Stoffwechsels zwischen Zellen der Prokaryoten und Eukaryoten

	Prozyte	Euzyte
Größe	1–5 µm	5–100 µm
Aufbau	• Membran mit hohem Proteinanteil • Zellwand enthält Murein • Keine Zellorganellen • Keine Membransysteme im Zytoplasma	• Membran mit relativ geringem Proteinanteil • Enthält niemals Murein • Verschiedene Zellorganellen wie Mitochondrien, Golgi-Apparat, endoplasmatisches Retikulum, membranumschlossene Vesikel • Zytoplasma durch Membransysteme in Kompartimente unterteilt
Geißeln	Geißeln bestehen aus Flagellin	Geißeln bestehen aus Tubulin
Genom	• Ringförmige DNA (Nucleoid) im Zytoplasma • DNA „nackt" • Gene ohne Introns • DNA-Polymerase an der inneren Zellmembran	• Zellkern durch Membran abgegrenzt • DNA an Histone angelagert • Gene meist mit Introns • DNA-Polymerase im Zellkern
Proteinbiosynthese	• 70S-Ribosomen (30S + 50S) • Transkription und danach Translation der unveränderten mRNA	• 80S-Ribosomen (40S + 60S) • Transkription im Kern, Prozessierung der mRNA, Translation im Zytoplasma
Energiegewinnung	Enzyme der Atmungskette an der inneren Zellmembran lokalisiert	Enzyme der Atmungskette an der inneren Mitochondrienmembran lokalisiert

Prozyten besitzen keine Mitochondrien. Die Enzyme der Atmungskette sind an der inneren Schicht der Zellmembran lokalisiert.

Nahezu alle Prokaryoten besitzen an der Außenseite der Membran eine Zellwand mit spezifischer Struktur. Lediglich die **Mykoplasmen** sind eine Gruppe kleiner, zellwandloser Bakterien.

Nicht alle Einzeller sind Bakterien. Die **Protozoen** bilden eine eigene Gruppe einzelliger Lebewesen. Sie besitzen im Unterschied zu den Bakterien einen Zellkern und zählen somit zu den Eukaryoten. Beispiele für Protozoen sind die Erreger der Malaria und der Schlafkrankheit.

7.2.2 Die Zellwand

Bei nahezu allen Prokaryoten schließt sich an der Außenseite der Zellmembran eine **Zellwand** an, die der Prozyte mechanische Stabilität verleiht.

Die Zellwand ist durchlässig für niedermolekulare Stoffe. Die Kontrolle des Stoffaustauschs findet an der Zellmembran statt, die auch die osmotisch wirksame Barriere der Zelle darstellt.

Die Zellwand enthält immer die Substanz **Murein.** Die Mureinschicht ist aus langen Ketten glykosidisch verknüpfter Dimere aus NAcetylmuraminsäure und N-Acetylglucosamin aufgebaut. Die Ketten sind durch Oligopeptide und Pentaglycine quer vernetzt. Je nach Bakterienart unterscheiden sich die Oligopeptide und geben der Zellwand damit eine artspezifische Struktur.

Die Vernetzung ergibt ein mehrschichtiges Geflecht, den **Mureinsacculus,** der die Zelle wie ein äußeres Skelett schützt. Die Außenseite der Skelettstruktur trägt noch weitere, für die jeweilige Bakterienart spezifische Moleküle.

Das Enzym Lysozym dient höheren Organismen zur Bakterienabwehr, es spaltet die glykosidische Bindung des Mureins und zerstört damit die Zellwand.

MERKE

Der Wirkungsmechanismus vieler Antibiotika beruht auf einer Störung der Zellwandsynthese und verhindert auf diese Weise die weitere Vermehrung der Bakterien. Penicillin unterbindet beispielsweise die Quervernetzung der Untereinheiten des Mureins.

Gram-Färbung

Eine wichtige Methode zur Typisierung von Bakterien ist die Gram-Färbung. Die Zellen werden zunächst violett gefärbt, danach wird der Farbstoff mit Alkohol ausgewaschen. Anschließend werden die Zellen rot gegengefärbt (➤ Tab. 7.2).

MERKE

Grampositive Bakterien erscheinen im mikroskopischen Bild violett, **gramnegative** rot.

Grampositive und gramnegative Bakterien unterscheiden sich im Aufbau der Zellwand.

Gramnegative Bakterien besitzen eine zusätzliche **äußere Membran.** Diese Membran ist eine Lipiddoppelschicht. Sie ist außen auf die – im Vergleich zu grampositiven Bakterien **dünnere** – **Mureinschicht** aufgelagert (➤ Abb. 7.2).

Der violette Farbstoff wird in der **dickeren Mureinschicht** der **grampositiven** Bakterien festgehalten, sie bleiben auch nach der Alkoholbehandlung noch violett gefärbt. Bei den gramnegativen Bakterien gelingt dagegen die Entfärbung. Nach Gegenfärbung erscheinen sie dann rot.

Tab. 7.2 Gram-Färbung bekannter Bakterienarten

Grampositiv
• Bacillus anthracis • Corynebacterium diphtheriae • Clostridium perfringens • Staphylococcus aureus • Streptcoccus pneumoniae
Gramnegativ
• Haemophilus influenzae • Escherichia coli • Chlamydia pneumoniae • Mycoplasma pneumoniae • Neisseria meningitidis

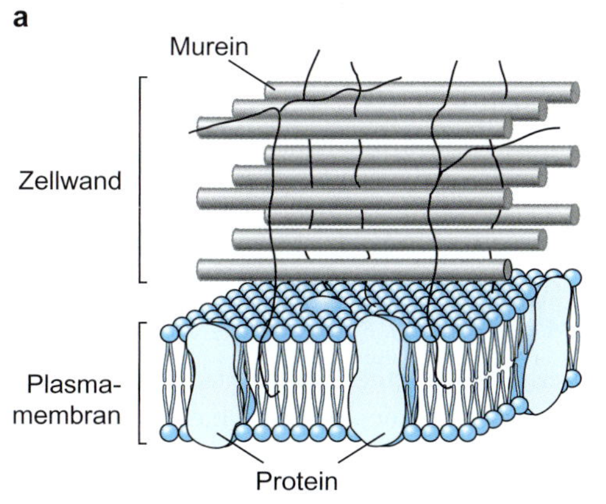

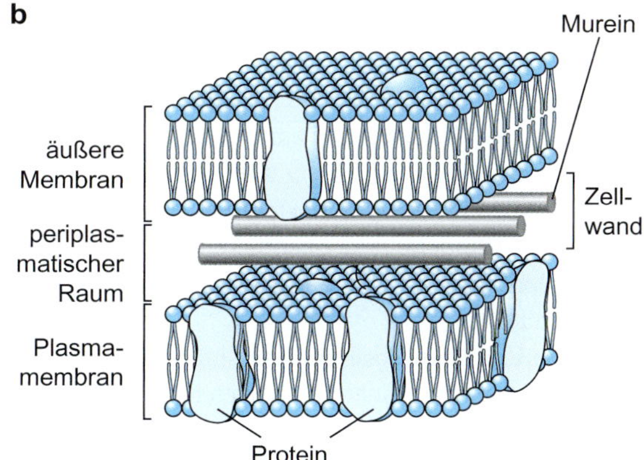

Abb. 7.2 Zellwand grampositiver **(a)** und gramnegativer Bakterien **(b)** [L253]

MERKE

Die Gram-Färbung liefert eine wichtige diagnostische Prognose. Denn die äußere Membran der gramnegativen Bakterien stellt einen besonderen Schutz gegenüber der Immunabwehr des Wirtsorganismus dar. Gramnegative Bakterien sind wenig empfindlich gegenüber Lysozym, Detergenzien oder Penicillin.

Penicillin beeinflusst nur wachsende Bakterien. Es wirkt am besten bei grampositiven Bakterien. Die Bakterien können ihre Zellwand nicht weiter vergrößern. Das Zytoplasmavolumen nimmt deshalb noch weiter zu. Es entstehen sog. **L-Formen.** Das sind Bakterien, denen ihre natürlicherweise vorhandene Zellwand fehlt bzw. die nur noch kleine Reste davon tragen. Die wandlosen Zellen werden als **Protoplasten,** wenn sie noch Zellwandreste tragen als **Sphäroblasten** bezeichnet.

Eine Infektion mit gramnegativen Bakterien ist meist kritischer als mit grampositiven Arten. Die zweite Lipidschicht schützt die gramnegativen Bakterien vor dem Angriff durch das Immunsystem. Die äußere Membranschicht trägt Lipopolysaccharide, mit seltenen, zum Teil aberranten Zuckern. Bei der Auflösung der äußeren Membran durch die Immunabwehr des Körpers werden diese Lipopolysaccharide freigesetzt und wirken toxisch. Sie werden als **Endotoxine** bezeichnet, denn das Gift ist integraler Bestandteil des Bakteriums.

7.2.3 Geißeln und Pili

Etwa die Hälfte der Prokaryoten ist durch die Bewegung von **Geißeln** (Flagellen) zu einer gerichteten Fortbewegung fähig. Bakterien mit nur einer Geißel werden als **monotrich** bezeichnet, Bakterien mit mehreren Geißeln nennt man **polytrich.**

Auch die Anordnung der Geißeln ist ein Merkmal zur Einteilung der Bakterien:

- Monopolar: Geißeln an einem Zellende
- Bipolar: Geißeln an beiden Zellenden
- Peritrich: Geißeln über die ganze Oberfläche verteilt

Die Geißeln der Bakterien unterscheiden sich im Aufbau grundlegend von den Geißeln eukaryontischer Zellen. Sie sind

- mit einer Länge von 10–20 µm wesentlich kleiner,
- bestehen aus dem Protein Flagellin und
- sind nicht mit Ausstülpungen der Zellmembran umhüllt.

Viele Bakterien tragen ähnlich wie Geißeln gebaute, aber sehr viel kleinerer Strukturen auf ihrer Oberfläche. Diese Anhangsgebilde werden **Pili** (lat: Haare; Singular: Pilus) oder **Fimbrien** (lat: Fransen) genannt.

7.2.4 Die Kapsel

Einige Bakterienarten, z. B. Pneumokokken, bilden schleimartige, klebrige Hüllen oder Kapseln. Diese **Kapseln** bestehen aus Polysacchariden und Polypeptiden, die viele Wassermoleküle binden können. Sie schützen die Bakterien vor der Phagozytose und erleichtern die Anheftung an ein Substrat. Die betreffenden Arten sind daher häufig besonders pathogen.

7.2.5 Das Nucleoid

Ein ringförmiges, doppelsträngiges DNA-Molekül trägt nahezu die gesamte genetische Information der Zelle. Die DNA befindet sich im Zytoplasma. Eine Kernmembran ist nicht vorhanden. Die DNA ist dicht gepackt und enthält keine Histone. Sie wird in dieser Form als Kernäquivalent oder **Nucleoid** bezeichnet.

- Das bakterielle Genom codiert etwa 4000 Gene.
- Die Gene der Bakterien enthalten keine Introns.
- Das Nucleoid wird ausgehend von einem einzigen Origin semikonservativ repliziert.
- Die DNA-Replikation verläuft fast 25-mal schneller als in eukaryontischen Zellen.
- Für die Funktion der Zelle ist nur ein einziges Nucleoid erforderlich. Unter Umständen können aber als Vorbereitung für künftige Zellteilungen bereits mehrere Nucleoide vorhanden sein.

Viele Bakterien besitzen zusätzlich noch weitere kleine, ringförmige vom Nucleoid unabhängige DNA-Moleküle, die nur wenige Gene tragen. Sie werden als **Plasmide** bezeichnet. Plasmide werden unabhängig vom Nucleoid repliziert. Die Zahl der in der Zelle vorhandenen Plasmide kann sich daher zeitweise ändern.

7.2.6 Sporen

Bakterien der Gattungen Bacillus und Clostridium können langlebige Dauerformen bilden, die als **Sporen** bezeichnet werden.

Die Sporenbildung erfolgt bei ungünstigen Umgebungsbedingungen, z. B. Nahrungsmangel. Die Sporen werden immer im Inneren der Bakterienzelle gebildet, sie werden deshalb auch **Endosporen** genannt.

Sporen weisen einen sehr stark reduzierten Stoffwechsel auf. In diesem Zustand kann das Bakterium mehrere Jahrzehnte und unter Umständen sogar noch weitaus länger überleben.

Sporen sind sehr wasserarm. Sie sind unempfindlich gegenüber Trockenheit und hohen Temperaturen. Sporen können Temperaturen über 100 °C tolerieren. Die dichte Sporenwand schützt sie vor aggressiven Chemikalien.

Verbessern sich die Umgebungsbedingungen, nimmt die Spore Wasser auf und wächst wieder zu einer vegetativen (belebten) Zelle.

CHECK-UP

- Nenne zehn Merkmale, in denen sich Prozyten und Euzyten unterscheiden.
- Wie ist die Zellwand der Bakterien aufgebaut?
- Worin unterscheiden sich grampositive und gramnegative Bakterien?
- Wie setzt sich das Genom der Bakterien zusammen?
- Welcher Vorteil für das Bakterium resultiert aus der Sporenbildung?

Jetzt bist du dran!

Überblick gewinnen

Notiere dir ca. 5 Stichwörter aus diesem Unterkapitel.

7.3 Bakterienwachstum

Thomas Wenisch

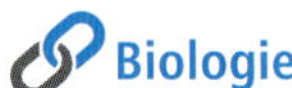

7.3.1 Stoffwechsel

Organismen lassen sich klassifizieren nach für ihren Stoffwechsel notwendigen Substraten, den Mechanismen der Energiegewinnung und ihrem Verhalten gegenüber Sauerstoff.

- **Autotrophe** Organismen benötigen lediglich anorganische Substanzen für ihren Stoffwechsel. CO_2 ist ihre Kohlenstoffquelle, die Energiequelle ist die Fotosynthese.
- **Heterotrophe** Organismen benötigen organische Moleküle wie Glucose als Kohlenstoff- und Energielieferanten.

Die meisten Bakterien sind auf organische Substrate angewiesen und führen keine Fotosynthese durch. Sie zählen somit zu den heterotrophen Organismen.

- **Obligat aerobe** (aerophile) Bakterien benötigen für ihren Stoffwechsel Sauerstoff. Der Sauerstoff ist für die Energiegewinnung in der Atmungskette erforderlich.
- **Obligat anaerobe** Bakterien gewinnen ihre Energie aus der anaeroben Glykolyse (Gärung). Sauerstoff ist für sie toxisch.
- **Mikroaerophile** Bakterien benötigen für ihre Vermehrung etwas Sauerstoff, stellen aber bei höheren Konzentrationen das Wachstum ein.
- **Fakultativ anaerobe** Bakterien können mit oder ohne Sauerstoff wachsen.

7.3.2 Wachstum und Vermehrung

Die Vermehrung einer Bakterienkultur folgt einer typischen Wachstumskurve, die in fünf Phasen unterteilt werden kann (> Abb. 7.3):

- **Anlaufphase** (Lag-Phase)**:** Die Bakterien adaptieren sich zunächst an die Umgebungsbedingungen.
- **Exponentielle Phase** (Log-Phase)**:** Es findet ein exponentielles Wachstum statt. Die Wachstumsrate der Kultur ist in dieser Phase am höchsten, die Generationszeit am kleinsten.
- **Retardationsphase:** Die Abnahme der Nährstoffkonzentration und die Zunahme an toxischen Stoffwechselprodukten führen zu einer Verlangsamung des Wachstums.
- **Stationäre Phase:** Die Zellzahl der Population bleibt konstant, Verluste durch absterbende Zellen werden durch neu entstandene Zellen kompensiert.
- **Absterbephase** (Deklinationsphase)**:** Zellen sterben durch Nährstoffmangel und toxische Produkte ab.

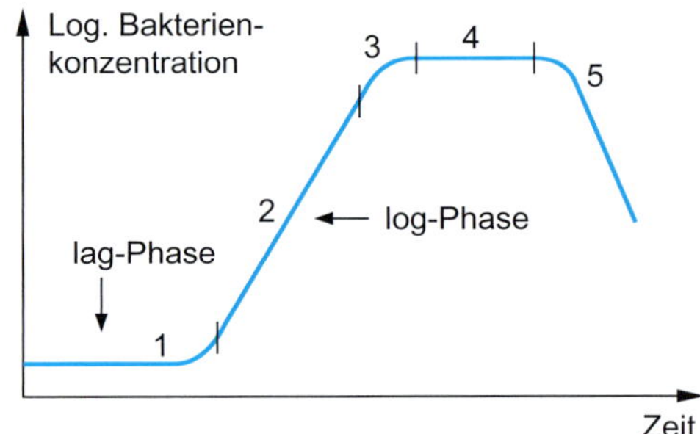

Abb. 7.3 Wachstum einer Bakterienkultur: **1** Anlaufphase, **2** exponentielle Phase, **3** Retardationsphase, **4** stationäre Phase, **5** Absterbephase [L253]

CHECK-UP

- Nach welchen Kriterien wird der Stoffwechsel von Bakterien klassifiziert?
- Beschreibe die Wachstumsphasen einer Bakterienkultur.

Jetzt bist du dran!

Überblick gewinnen

Notiere dir ca. 5 Stichwörter aus diesem Unterkapitel.

7.4 Pilze

Thomas Wenisch

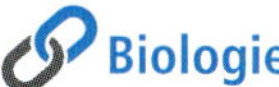
Biologie

Pilze (Fungi) sind Eukaryonten. Sie besitzen einen Zellkern mit Chromosomen und einer Kernmembran sowie Mitochondrien.

Die Zellen der Pilze haben Zellwände, die bei fast allen Pilzen aus Chitin bestehen.

Pilze sind **obligat heterotrophe** Organismen, sie sind nicht zur Fotosynthese fähig.

Die meisten Pilze sind vielzellige Organismen. Sie bestehen aus Zellfäden, den **Hyphen.** Die Hyphen bilden ein weitverzweigtes Netzwerk, das als **Myzelium** oder kurz **Myzel** bezeichnet wird.

Es existieren aber auch Pilzarten, die keine Hyphen und dementsprechend auch kein Myzel bilden.

MERKE
Hefen sind einzellige, hyphenlose Pilze.

Viele mehrzellige Pilze reproduzieren sich durch Sporenbildung. Die Vermehrung erfolgt je nach Pilzart geschlechtlich oder ungeschlechtlich. Bei manchen Arten sind beide Wege möglich. Es werden diploide oder haploide Sporen produziert.

MERKE
Pilzsporen dienen der Vermehrung. Sie sind daher von der resistenten Dauerform der Bakterien, den Bakteriensporen, zu unterscheiden.

Einzellige Pilze wie die Hefen vermehren sich durch Sprossung. An einer Mutterzelle bildet sich eine mit Zytoplasma gefüllte Ausstülpung, in die ein Zellkern einwandert. Schließlich schnürt sich daraus die Tochterzelle ab.

Pilze produzieren zahlreiche Substanzen, die als Antibiotika oder Toxine für den Menschen Bedeutung besitzen, z. B.:

- Penicillin
- Aflatoxin
- α-Amantin
- Muskarin
- Ergotamin

CHECK-UP
Worin unterscheiden sich Hefen von anderen Pilzen?

Jetzt bist du dran!

Überblick gewinnen

Notiere dir ca. 5 Stichwörter aus diesem Unterkapitel.

7.5 Viren

7.5.1 Aufbau und Struktur

Thomas Wenisch

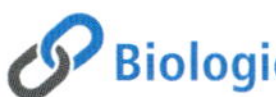
Biologie

Viren (Virus, lat. Schleim, Gift) sind kleine, infektiöse Partikel, die allein weder zu Wachstum noch zu eigenständiger Vermehrung in der Lage sind. Ihre Größe liegt zwischen 20 nm (Poliomyelitis-Virus) und etwa 300 nm (Mumps-Virus).

Viren benötigen zu ihrer Vermehrung eine Wirtszelle. Eine spezielle Gruppe der Viren, die **Bakteriophagen** oder kurz Phagen, nutzen Bakterien als Wirte.

Die genetische Information des Virus (➤ Abb. 7.4) liegt in Form eines **Nucleoids** vor, das aus einzel- oder doppelsträngiger DNA oder aus RNA aufgebaut ist.

Das Nucleoid ist von einer Proteinhülle, dem **Capsid,** umgeben. Dieses setzt sich aus mehreren Untereinheiten zusammen, den **Capsomeren.** Nucleoid und Proteinhülle werden zusammen als **Nucleocapsid** bezeichnet.

Viren, die eukaryotische Zellen infizieren, können darüber hinaus eine zusätzliche Hülle besitzen. Diese Virushülle ist als Lipiddoppelschicht aufgebaut. Darin sind Glykoproteine oder Lipoproteine als sog. Spikes **integriert,** mit denen das Virus an spezielle Oberflächenmerkmale seiner Zielzelle bindet.

Die Viren eukaryotischer Zellen werden nach folgenden Kriterien klassifiziert:

- Genom: DNA oder RNA, einzel- oder doppelsträngig
- Form des Capsids: helikal, kubisch, polyedrisch oder komplexer
- Vorhandensein oder Fehlen einer Hülle
- Antigeneigenschaften
- Zytopathische Effekte
- Klinisches Krankheitsbild

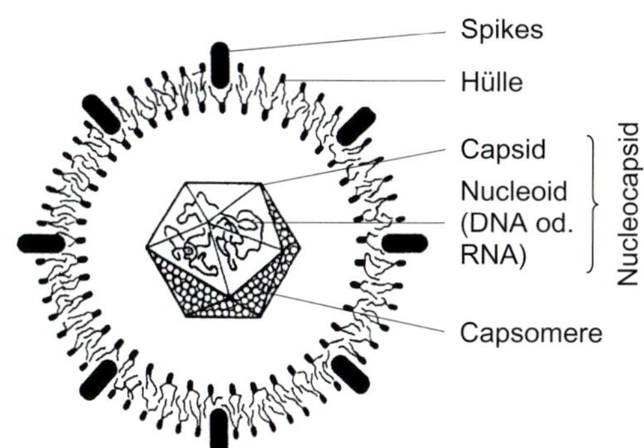

Abb. 7.4 Schematischer Aufbau eines Virus [L253]

7.5.2 Vermehrung

Alle Viren benötigen eine Wirtszelle zu ihrer Replikation. Sie integrieren ihr eigenes Genom in das Genom der Wirtszelle und nutzen damit den Syntheseapparat der Zelle zur Produktion neuer Viren.

Die Viren eukaryotischer Zellen dringen komplett in die Wirtszelle ein und setzen im Inneren der befallenen Zelle ihr Genom frei. Der Replikationszyklus des Virus durchläuft folgende Stadien:

- **Adsorption:** Das Virus bindet über Rezeptoren an eine für die jeweilige Virusart spezifische Wirtszelle.

- **Penetration:** Das Virus wird in die Zelle aufgenommen, entweder aktiv durch Phagozytose bzw. Pinozytose oder durch Fusion seiner Hülle mit der Zellmembran.
- **Uncoating:** Das Capsid und ggf. die Hülle werden abgebaut. Das Genom des Virus wird freigesetzt.
- **Replikation:** Nachdem die viralen Gene in das Genom der Wirtszelle integriert wurden, repliziert der zelluläre Apparat die virale Nukleinsäure und synthetisiert virale Proteine.
- **Maturation** (Reifung)**:** Aus den von der Zelle synthetisierten Bestandteilen setzen sich neue Viren zusammen.
- **Liberation** (Ausschleusung)**:** Die neugebildeten Viren verlassen die Zelle, entweder durch Lyse der Membran und Zerfall der Zelle oder mittels Abschnürung aus der Zellmembran.

Die Gene des Virus werden als Provirus in das Genom der Zelle integriert. DNA kann direkt integriert werden. **Retroviren** enthalten ihre Erbinformation in Form von RNA. Das viruseigene Enzym **reverse Transkriptase** schreibt die RNA zunächst in DNA um, die dann in das Wirtsgenom integriert wird.

Die Infektion einer Zelle mit einem Virus lässt sich nicht mehr rückgängig machen. Infizierte Zellen werden vom Immunsystem erkannt und angegriffen.

Eine Therapie von Viruserkrankungen soll die weitere Vermehrung der Viren verhindern. **Virostatika** greifen an unterschiedlichen Stellen des viralen Reproduktionszyklus an:

- Adsorption des Virus an die Zellmembran
- Uncoating
- Blockade virusspezifischer Enzyme
- Assemblierung des Virus aus seinen einzelnen Bausteinen

CHECK-UP

- Beschreibe den Aufbau eines Virus.
- Nenne die Stadien des viralen Replikationszyklus.

Jetzt bist du dran!

Überblick gewinnen

Notiere dir ca. 5 Stichwörter aus diesem Unterkapitel.

7.6 Prionen

Thomas Wenisch

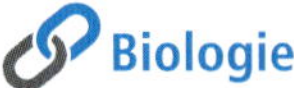

Prionen sind die kleinsten übertragbaren pathogenen Partikel. Der Name leitet sich vom englischen Begriff Proteinaceous Infectious Particle ab. Bei Prionen handelt es sich also um **infektiöse Proteine.**

Der Mechanismus der Vermehrung von Prionen ist noch nicht vollkommen geklärt. Nach einer allgemein akzeptierten Hypothese stellt ein Prion die aberrante Variante eines normalen Proteins dar. Infiziert das Prion die Zielzelle, katalysiert es die Umwandlung des normalen zellulären Proteins in die Prion-Variante. In einer Kettenreaktion steigt die Zahl der Prionen sprunghaft an. Auf welche Weise das Prion dem normalen Protein die Konformationsänderung aufzwingt, ist bisher unbekannt.

Prionen lösen bei Schafen die Krankheit Scrapie, bei Rindern die bovine spongioforme Enzephalopathie (BSE, „Rinderwahnsinn") aus. Ihre mögliche Rolle bei anderen degenerativen Gehirnerkrankungen wird diskutiert.

CHECK-UP

- Was ist ein Prion?
- Wie vermehren sich Prionen?

Jetzt bist du dran!

Überblick gewinnen

Notiere dir ca. 5 Stichwörter aus diesem Unterkapitel.

Jetzt bist du dran!

Zeichenaufgabe

Zeichne den Aufbau einer Bakterienzelle. Welche Unterschiede finden sich bei grampositiven und -negativen Bakterien? Wie wird die Gramfärbung durchgeführt?
Wie bewegen sich Bakterien fort? Zeichne die Strukturen ein.
Zeichne die Wachstumsphasen einer Bakterienkultur.

Anregungen zur weiteren Wiederholung

Zeichne nun ein Virus.
Was zeichnet die Virusreplikation aus?

Überblick gewinnen

Nutze deine gesammelten Stichwörter für eine Mindmap oder eine gegliederte Stichwortliste.

Register

Übersicht nach Fächern

Du vermisst die Fächer? Bitte sehr, hier siehst du die Kapitel der Vorklinik-Finale-Reihe nach Fächern sortiert!
Viele Kapitel kombinieren Inhalte mehrerer Fächer und werden deshalb mehrfach genannt.
Die Übersicht nach Heften/Organen findest du am Anfang dieses Heftes.